大展好書　好書大展
品嘗好書　冠群可期

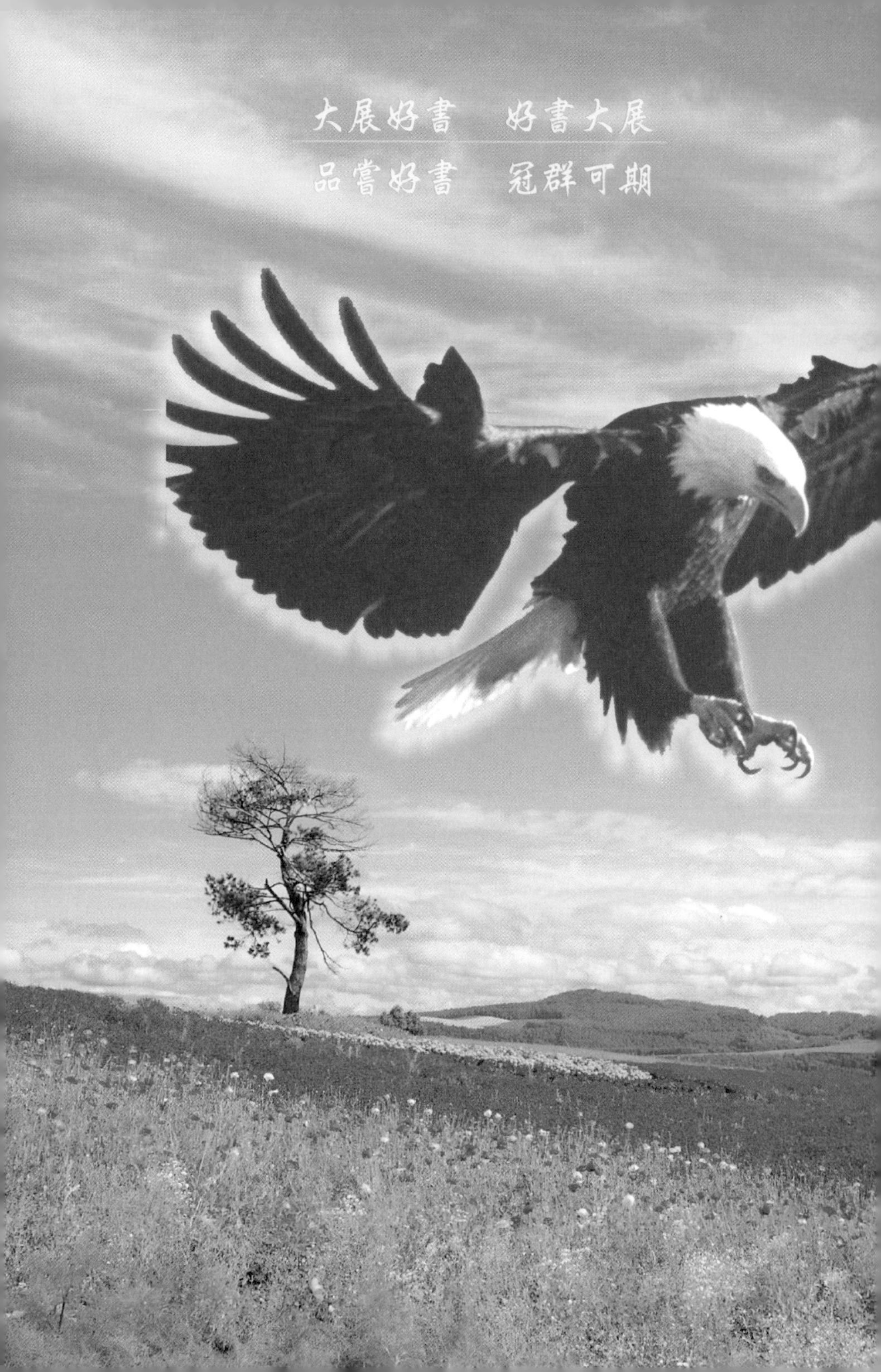
大展好書　好書大展
品嘗好書　冠群可期

健康加油站 9

尿酸值健康診療

細谷龍男
奈良昌治 著

劉珮伶 譯

大展出版社有限公司

前言

交際應酬較多的商業人士，某天腳踝或腳拇趾根部突然產生刺痛，痛到無法步行；或在上班擁擠的人群中，有的人穿著涼鞋跛著腳走路，這些人可能就是痛風患者。

以前被視為是「富貴病」的痛風，現在卻成為每位國民都可能會罹患的疾病。隨著經濟成長，飲食生活豐富，但結果卻要付出這麼大的代價。

所幸，健康、醫學資訊普及，有關痛風疾病的知識也逐漸廣為人知。被診斷為「尿酸值較高」時，如果不謀求對策，則可能會出現「連被風吹到都覺得疼痛」的可怕疼痛，相信很多痛風患者都有這種經驗。

不過，很少人能夠清楚的說明自己到底想要謀求何種對策。希望藉由閱讀本書，能夠讓你及早脫離痛風後備軍的行列。

目錄

第2章 忽略尿酸值「較高」會有什麼結果？

第4章—如何恢復正常值

第5章 需要接受藥物治療時

第1章

「尿酸值較高」是指何種狀態

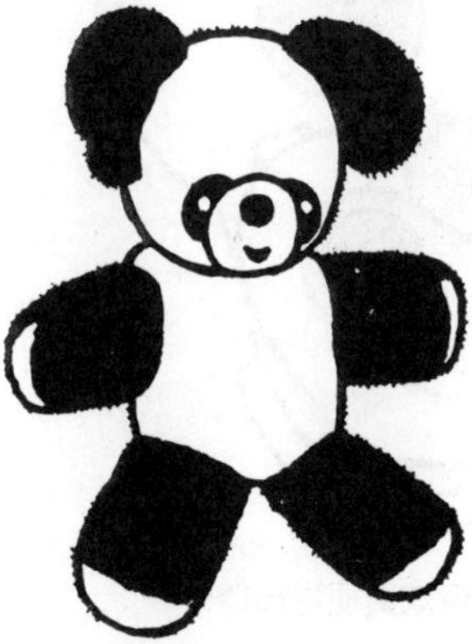

診斷為尿酸值較高的檢查標準

尿酸值較高的人逐年增加，而且有低年齡化的傾向。尿酸值較高的人，最初沒有症狀，但是可能會出現痛風或尿路結石等——。因此，診斷為「高數值」的人，要定期接受檢查。

⊛尿酸無法順暢排泄，尿酸值就會上升

我們身體的細胞每天都會汰舊換新，反覆新陳代謝。尿酸是新陳代謝下的一種產物，它存在於細胞內核酸成分之一的嘌呤體在體內分解，生成了最後代謝產物。

通常，尿酸會隨著尿液或糞便一起排出體外，但是當尿酸的生產量增加時，無法順暢排泄掉，就會造成血中的尿酸增加。

經由血液檢查，就可以得知尿酸在血中增

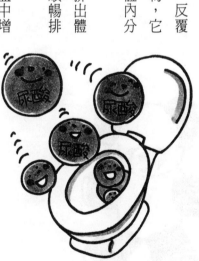

尿酸會隨著尿液或糞便排出體外

加的程度，這就是所謂的「血清尿酸值」，一般稱為「尿酸值」。在一般的健康檢查中，也會進行尿酸值的檢查。

⊛尿酸值超過七mg／dℓ以上就是高尿酸血症

尿酸具有難溶於血液的性質。尿酸無法再溶解的飽和濃度，約為六・四mg／dℓ。所以，不論男女，經由血液檢查調查出來的尿酸值一旦超過七mg／dℓ以上時，就可以診斷為高尿酸血症。高尿酸血症放任不管，則尿酸鹽結晶化，就會蓄積在腳或拇指根部，引起發炎。

也就是會引起產生劇痛的痛風關節炎或尿路結石、腎臟疾病等。換言之，尿酸值上升得越多，就越容易罹患痛風。

高尿酸血症在初期並沒有什麼特別的症狀，因此，很多人即使檢查數值較高也不予理會。昔日以中高年齡層的男性較多見，最近則有低年齡化的傾向，二十歲層的男性患

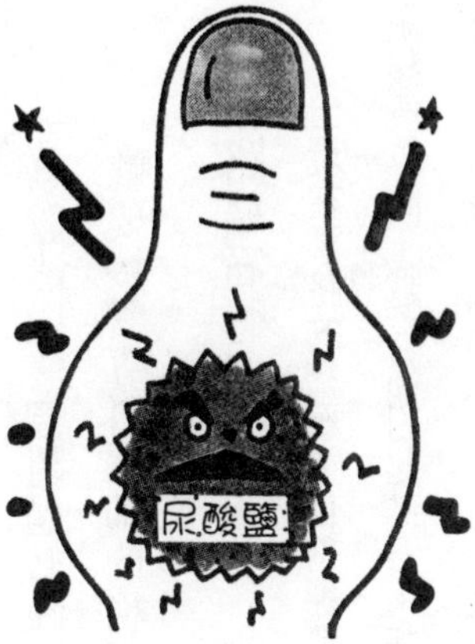

放任高尿酸血症不管，則容易罹患痛風或尿路結石

者也不少。

一旦血清尿酸值超過七mg／dℓ時，就要定期接受檢查加以測定。如果超過八mg／dℓ，就要接受專科醫師的檢查，以了解腎臟等是否異常。

尿路結石

出現在尿路的結石。目前還無法了解尿路結石的原因，不過容易出現在痛風患者身上。尿酸值越高，越容易引起結石。如果結石在尿路的某處阻塞，就會產生稱為疝痛發作這種伴隨劇痛的發作現象（參見五十七頁）。

一般尿酸值的正常值

尿酸值依年齡、性別的不同而有差異，而且一天之中也會產生變動。不過，正常的尿酸值範圍男性為四．〇～六．五mg／dℓ，女性為三．〇～五．〇mg／dℓ。平均值男性約為五．五mg／dℓ，女性為四mg／dℓ。女性因為受到女性激素的影響，尿酸不易蓄積在體內。但是，過了更年期之後，則與男性沒什麼兩樣，尿酸值有上升的傾向。

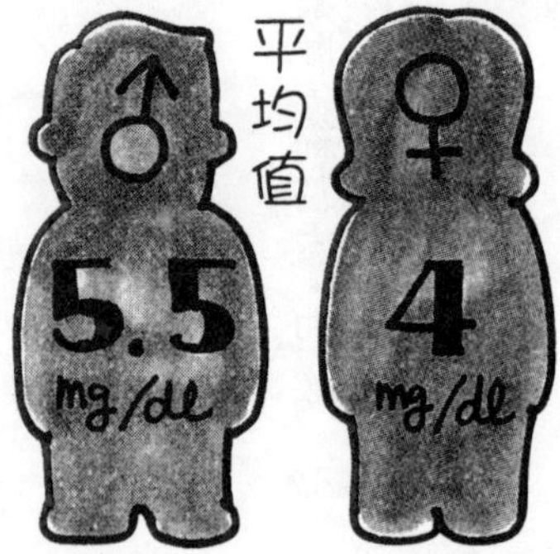

尿酸的原料為嘌呤體

血中的尿酸增加，這與尿酸的根源物質嘌呤體的代謝有密切關係。嘌呤體可經由食物攝取，也可以在體內製造出來。

⍟大部分的嘌呤體是由體內製造出來的

「尿酸」這個名稱會讓人以為與尿有所關連，但事實不然。尿酸的根源物質，就是存在於細胞核中的嘌呤體。嘌呤體可經由食物攝取到體內，或是在體內製造出來。但是，經由食物吸收、分解之後所製造出來的嘌呤體，只佔總尿酸量的十～二十％而已，並不多，大部分是在體內製造出來的。

⍟核酸燃燒後的殘渣變成尿酸

人體是由六十兆個細胞所構成，每個細胞則是由細胞核、細胞膜、細膜質這三種要素所構成。細胞核中含有核酸成分，對於生成DNA、RNA等基因具有重要的作用，同時也是嘌呤體的原料。

人體會反覆進行新陳代謝，老舊的細胞在體內被破壞掉，由新的細胞所取代。熱量代謝需要利用核酸。成為熱量消耗掉的核酸的燃燒殘渣，會在產生熱量、細胞被破壞時，代謝掉裡面的嘌呤體，變成尿酸。

另外，在體內也有嘌呤體的根源物質ATP（三磷酸腺苷）。ATP是運動、代謝等一切活動所利用的熱量來源，通常在分解之後能夠再合成、還原。但是，因為進行劇烈運動等而突然大量使用時，就會更進一步的分解，產生嘌呤體，變化成尿酸。

memo

尿酸是由身體的代謝與食物持續製造出來的物質

在人體內，每天藉著身體的代謝及由體外所攝取的食物持續製造出尿酸來。

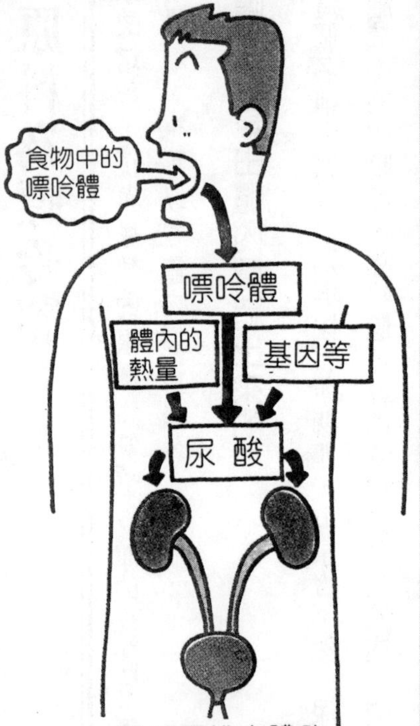

在日常生活中，會經由身體的代謝或飲食等，每天持續製造出尿酸來。

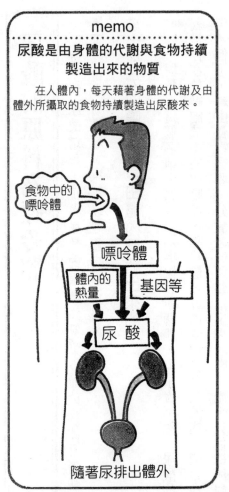

核酸的構造

在細胞內，核酸呈螺旋狀長串相連，構成基因。基因包含所有生物細胞的訊息，是掌管生命的根本。

基因是由ＤＮＡ這種核酸所構成，具有雙股螺旋構造，是由鹼基、糖及多數的磷酸所構成。鹼基中包含嘌呤鹼基和嘧啶鹼基。嘌呤鹼基包括了腺嘌呤、鳥糞嘌呤及胞嘧啶等。這些都是嘌呤體，代謝後會生成「尿酸」。

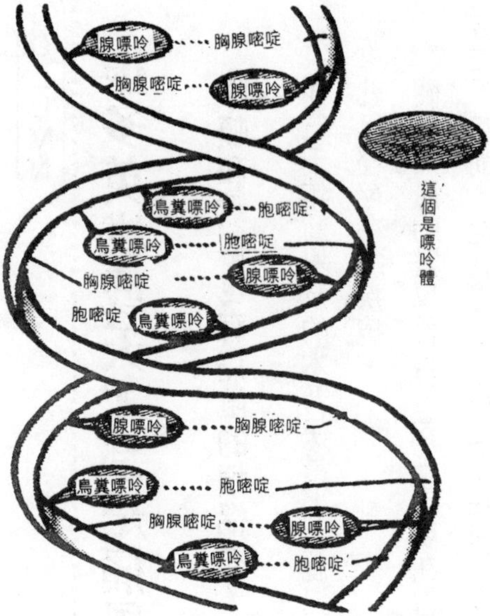

因為痛風的研究而開始注意到ＲＮＡ與ＤＮＡ

昔日因為很多名人都罹患痛風，所以開始研究痛風的原因物質尿酸，結果發現了構成核酸的腺嘌呤、鳥糞嘌呤和尿酸的構造，後來演變成ＤＮＡ與ＲＮＡ的正式研究。亦即以現代醫學的觀點來看，痛風的歷史的確頗耐人尋味。

COLUMN

很多英雄或天才都是痛風患者——是以前的故事

牛頓和歌德也有痛風的煩惱嗎?

從三千年前埃及的木乃伊身上，就已經發現了痛風的遺跡，因此，痛風是自古以來就已經存在的疾病。

關於痛風的醫學報告，首先出現在古希臘的醫生希波克拉提斯的記錄中。在距今二千年前，他就提出「痛風在性尚未成熟之前不會發病，是男性較多見的疾病，但是，只要切除睪丸，痛風也就隨即消失，而女性在停經之後，也可能會罹患痛風」的說法。

中世紀時，以王侯貴族為主，痛風患者開始增加。例如，馬其頓的亞歷山大大帝、建造凡爾賽宮的路易十六，還有牛頓、米開朗基羅、李奧納多·達文西、歌德、司湯達等在史上留名的人物，有不少人都是痛風患者。因此，有人說「英雄與天才容易罹患痛風」。

日本從一九六〇年開始痛風患者增加

日本首度被提出來的痛風患者，並不是什麼古代人物。

日本最初關於痛風患者的報告，出現在一百多年前的一八九八年的明治時代。

在此之前，幾乎不見痛風患者。明治時代到日本的德國醫學博士貝爾茲曾說：「在

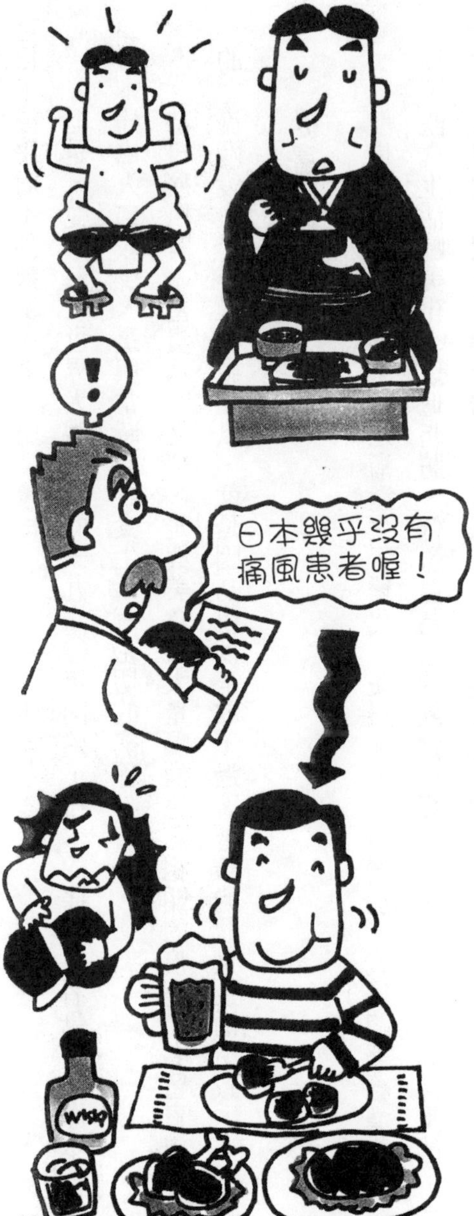

日本幾乎看不到痛風患者。」

但是，從第二次世界大戰以後的一九六〇年開始，日本的痛風患者急增。原本日本痛風人口較少，這與當時的飲食生活有密切的關係。

昔日痛風有「富貴病」之稱，是與美食及大量喝酒息息相關的疾病。名留青史的上流階段人士容易罹患痛風，就是因為夜夜笙歌，過著奢華的飲食生活所致。

從富貴病變成一般病

但是，日本的飲食生活逐漸產生了變化，使得痛風患者增加。戰後隨著經濟成長，飲食生活歐美化，以低脂肪、低蛋白為主的飲食被高脂肪、高蛋白、高熱量的飲食所取代。同時飲酒量增加，所以，昔日被視為是「富貴病」的痛風，在今日卻已經成為「一般病」。

尿酸是無法再被分解的血液中的老舊廢物

尿酸是無法再分解為其他物質的老廢物，在體內蓄積一定的量，生產與排泄取得平衡，不斷的更新。一旦這個平衡瓦解，尿酸值就會上升。

⊛尿酸是無法再分解的最後代謝產物

在體內製造出來的嘌呤體或是經由食物攝取的嘌呤體，最後被分解成尿酸。一旦分解為尿酸之後，就不可能再繼續被分解為其他物質而會被排泄掉。亦即尿酸是血液中的老廢物。

在代謝過程中製造出來的物質，稱為「代謝產物」。而像尿酸這種無法再繼續分解或合成、也無法變成其他物質而會被排泄掉的物質，就稱為最後代謝產物。

⊛半量的尿酸每天更新

健康人的尿酸量經常維持穩定，在體內蓄積一二〇〇mg。蓄積尿酸的構造，稱為「尿酸池」。蓄積在尿酸池中的尿酸，約有半量，也就是七〇〇mg會隨著尿液或

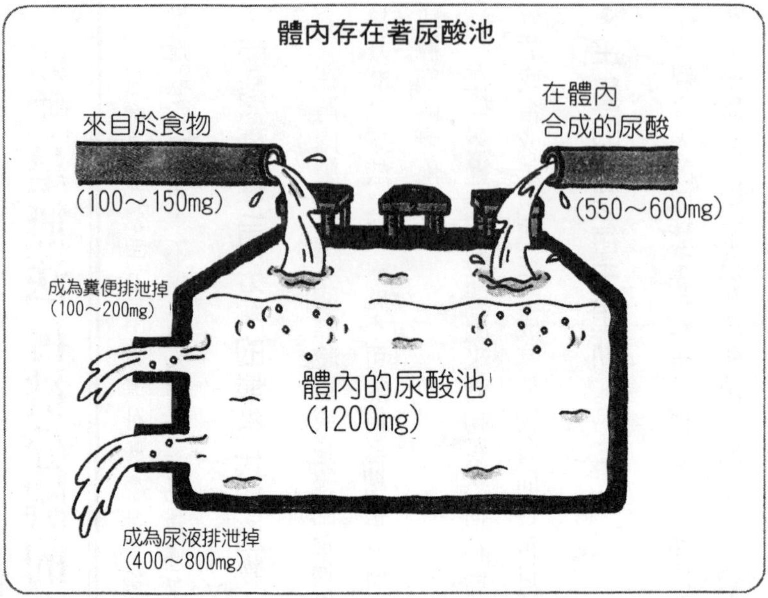

糞便排出體外，而每天會重新製造出等量的尿酸。

尿酸主要是在肝臟製造。人類一天經由食物從體外攝入體內的尿酸量約為一〇〇～一五〇mg，而五五〇～六〇〇mg則是由體內細胞的核酸製造出來的。

在更新的過程中，四分之三成為尿，剩下的四分之一則成為汗或糞便排泄掉。尿酸藉此取得生產與排泄的平衡，維持尿酸池內的一定量尿酸。

尿酸能夠被製造出來，就證明細胞能夠正常的活動，只要能正常的排泄，就不成問題。但是，尿酸過剩生產或無法順暢被排泄，亦即生產與排泄的平衡瓦解時，則尿酸就會不斷的蓄積在尿酸池內。一般而言，蓄積到二千mg以上，血中的尿酸值超過正常值時，就可以診斷為高尿酸血症。

如果尿酸能夠繼續被分解，那就不會罹患痛風了

除了人類和猿猴等靈長類之外，幾乎其他的哺乳類都能將尿酸再繼續分解而予以排除。人類沒有能夠分解尿酸的酵素（尿酸酶），這是因為從哺乳類進化為靈長類的過程中，基因突變而失去酵素的緣故。會罹患痛風的生物，只有包括人類在內的少數哺乳類而已。

尿酸值不等於尿的酸性度

「尿酸」是物質名稱，尿酸溶入血液的血清中的濃度，稱為「尿酸值」，是以mg／dℓ（一毫升中含有多少毫克）來表示。調查尿酸值時，必須要抽血以了解尿酸的血中濃度。另一方面，尿的酸性度則是用來測定尿的數值，是以pH值（氫離子濃度）來表示。一般人尿的酸性度約為pH五～七左右。

尿酸會在體內生成針狀結晶

尿酸難溶於水或血液，因為難以溶解，所以會生成如針狀般的結晶。一旦尿酸結晶化時，體內容易蓄積結晶的場所就會引起發炎，造成痛風或尿路結石等。

⊛尿酸難溶於水或血液，會結晶化而蓄積在體內

要使體內的尿酸保持一定的量，那麼，每天重新製造出來的量要與排出的量相同。尿酸八十％是經由腎臟排泄到尿中，但另一方面，尿酸也具有難溶於尿或血液中的性質。

尿酸溶於血中的量有其界限，當血中尿酸濃度超過七mg／dℓ時，尿酸無法溶於血中，就會生成尿酸鹽的結晶尿酸鈉。尿酸鹽的結晶具有如針一般的形狀，稱為「針狀結晶」，會蓄積在大腿根部或膝關節等處。

蓄積在關節等處的尿酸鹽結晶，即使受到些許的刺激，也會引起發炎。這就是會產生劇痛的痛風關節炎的原因。此外，尿酸鹽蓄積在皮膚，則會造成痛風結節（

皮下結節），尿酸無法溶解於尿中，就會成為腎障礙、尿路結石的原因。

⊛尿酸容易在關節或腎臟等處生成結晶

尿酸容易結晶化的部位十分明顯。血中的尿酸量過剩時，一旦與蛋白質結合，就會被溶解掉。但是，仍然較容易在關節、耳垂、腎臟、尿路等處生成結晶。

尿為鹼性時，尿酸的溶解度較高，不容易生成結晶，而一旦呈現酸性時，溶解度降低，就容易結晶化。痛風或高尿酸血症患者的尿容易呈現酸性，而腎臟和尿路

memo

耳垂、腎臟、尿路等處的尿酸容易生成結晶

尿酸在血液中與蛋白質結合後就會被溶解掉，幾乎不會生成結晶。但是在關節、耳垂、腎臟、尿路等處則容易生成結晶。

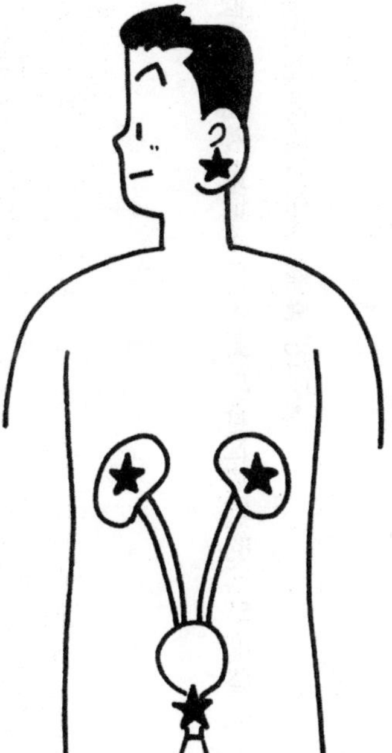

也比較容易出現結石。

❗其他的結晶化特徵

●體溫較低處容易生成結晶

耳垂、手指、腳趾等體溫較低處，血液循環不良，對於各種物質的溶解度降低，尿酸容易結晶化。因此，在這些部位容易引起痛風發作或痛風結節。

●在大型關節處不會結晶化

尿酸一旦結晶化，就會引起痛風關節炎。約七十％的人最初是在腳拇趾根部的關節出現痛風現象。

除此之外，若經常利用手指、手腕、手肘關節工作的人，也容易在這些部位引起發作現象。而即使進行劇烈運動的人，也不會在股關節、肩關節等大型關節部位出現痛風發作。

痛風結節……………………………………………

痛風發作放任不管，使得尿酸的結晶蓄積，就會在關節周圍等處生成瘤狀物質，這就是痛風結節。

COLUMN

從「日本人沒有痛風患者」的時代到現在已出現數百萬痛風後備軍

年輕痛風患者的確與日俱增

以前，痛風被視為是中高年齡層中富裕的男性較多見的疾病。但是隨著時代的演變，日本痛風情況改變了。國民生活水準提升，昔日的「美食」已經變成「飽食」時代。痛風從一部分的上流階級擴散到一般大眾，從都市擴散到鄉村，從中年層擴散到青年層。

在一九六〇年代，痛風是五十歲層的人較多見的疾病。但是，到了一九九〇年代，三十～四十歲層的痛風患者處處可見，而二十歲層的人中，也有許多尿酸值較高的人。痛風的發病年齡有逐年遞減的傾向。

日本的痛風人口增加，令人驚訝。據說在明治時代，日本沒有痛風患者，但是現在痛風人口與日俱增，多達四十～五十萬人，而其後備軍高尿酸血症的人數更是多達數百萬人。成人男性四人中就有一人罹患高尿酸血症。

飲食生活紊亂或壓力容易引起痛風

在高尿酸血症增加的同時，也出現患者的年齡層有降低的傾向。這都與飲食生活和壓力有密切的關係。隨著飲食生活的歐美化，年輕人喜歡吃動物性脂肪較多的食物。

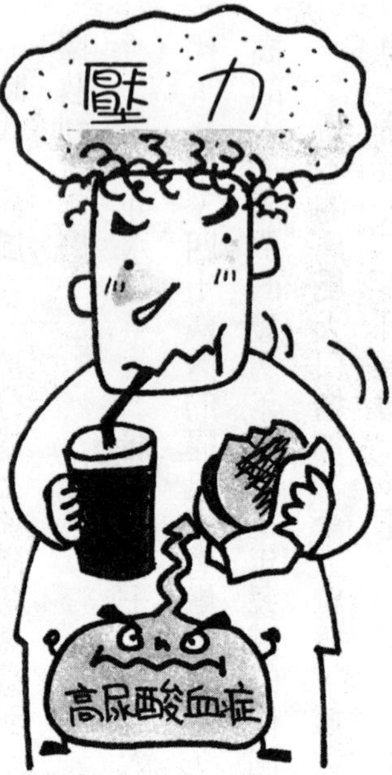

此外，流行速食品等便利食品，導致飲食生活出現變化。很多人喜歡喝酒，而且喝酒的年齡層也有下降的趨勢。

現代社會充斥著壓力，就某種意義而言，得高尿酸血症的人會增加，也反映了現代日本的社會形態。

在飲食生活紊亂或大量喝酒時，會出現較高的尿酸值。因此，從年輕開始，不要因為自己健康而深感安心，要定期檢查尿酸值。

尿酸與腎功能的關係

當腎功能減退時，尿酸值會升高，而當尿酸值上升時，腎功能會降低。腎臟與尿酸互為因果關係。

★尿酸的排泄途徑腎臟異常時，會使尿酸值上升

尿酸在腎臟經由處理而予以排出。尿酸值會上升，主要是因為腎臟處理尿酸的能力減退所致。

但另一方面，因為高尿酸血症或痛風而使得腎功能減退時，腎功能與尿酸就具有雞與雞蛋般的密切關係。

腎臟是在腹部臟器由膜覆蓋的部分，亦即後腹腔膜背側腰部的位置，形狀如蠶豆般大，左右各一個，共有一對。腎臟組織由皮質與髓質構成，而且連接了腎動脈、腎靜脈與輸尿管三條管子。

製造尿的是腎小球，而連接腎小球的是腎小管。由心臟送到腎臟的血液，經由腎動脈，首先在腎小球過濾，然後流到腎小管，再吸收水分或養分等而回到心臟。

最後成為尿的量，則是被過濾的血液量的千分之一濃縮量。

⊛尿酸會在腎臟或尿路生成結晶

尿酸經由比尿更為複雜的過程排泄掉。尿酸在腎小球一〇〇%被過濾之後，幾乎於腎小管完全被再度吸收，然後由腎小管分泌出來，通過腎小管時，反覆進行分泌與再吸收，最後成為尿排出的尿酸，為過濾量的十%。

如果於腎小管被再吸收或分泌的過程中出現異常，則尿酸排泄到尿中的量就會

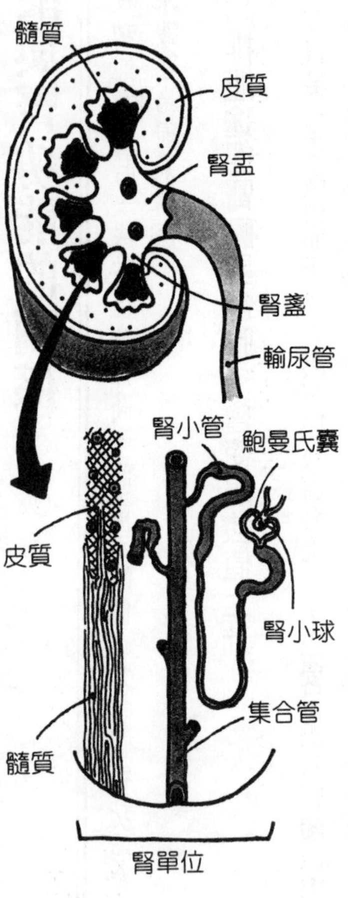

腎臟的額平面與細部構造

產生變化，多餘的部分就會蓄積在腎臟。

尿酸如果蓄積在腎臟，會降低腎功能。而一旦腎盂、腎盞、輸尿管等處生成結石時，就會產生劇痛，出現血尿。腎障礙持續惡化，會導致腎衰竭，變成尿毒症，最後死亡。

腎臟會將身體所需要的物質再加以利用

由心臟送出的血液，二十五%流到腎臟。一個腎臟約有一百萬個極小的毛細血管束，稱為腎小球，過濾不需要的老廢物。這就是尿的原液。雖說是尿，但是裡面還含有很多水分，以及對身體而言相當重要的資源。因此，在腎臟會盡量將尿濃縮，希望再利用身體所需要的物質。

一天所製造出來的尿的原液，約為一八〇公升以上，但是只有一%以下，亦即約一．五公升會排出體外。

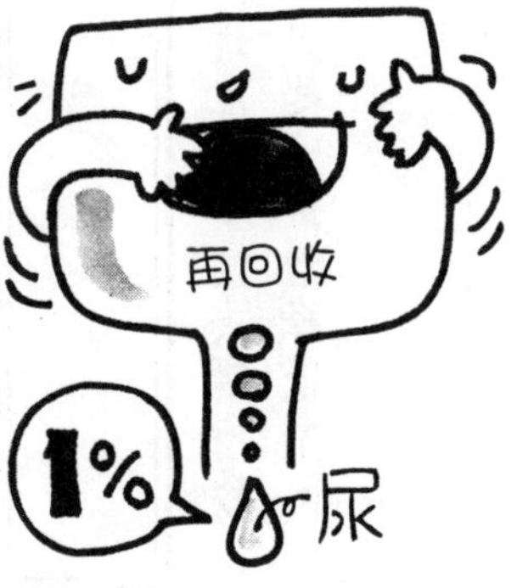

高尿酸血症的三種型態

尿酸值升高的高尿酸血症，是因為尿酸的生產與排泄的平衡失調所致。依原因不同而分為三種型態，大都是排泄能力降低所引起的排泄降低型。

⊛尿酸不斷製造出來的尿酸生產過剩型

尿酸的排泄能力無異常，但是，體內製造出太多的尿酸，這一型稱為「尿酸生產過剩型」。

主要是體內的尿酸過剩合成，或是攝取太多含有嘌呤體的食物，使得尿酸池滿溢，無法排泄掉尿酸的狀態。這種尿酸生產過剩型，約佔高尿酸血症的二十％。

⊛排泄能力降低的排泄降低型

高尿酸血症中，最常見的就是腎臟排泄尿酸的力量減退的「排泄降低型」。腎功能正常，但是原本排出尿酸的能力就較弱，因此，一旦尿酸突然增加時，腎臟就無法完全處理尿酸。

人，約佔高尿酸血症的七十%。

此外，當腎臟出現毛病時，其排泄能力也會降低。像這種尿酸排泄能力降低的

⍟兩者混合的混合型

尿酸生產過剩型與排泄降低型混合而成的型態，稱為「混合型」。遺傳上尿酸排泄能力較低的人，如果又攝取嘌呤體含量較多的食物或飲料，那麼，就無法處理在血中增加的尿酸了。

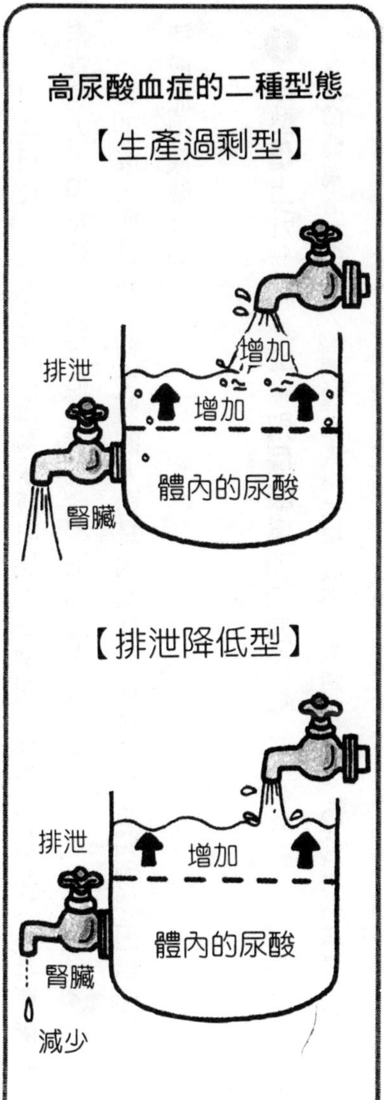

日本自從一九六〇年以後高尿酸血症人口增加，其背景就在於，具有排泄降低素質的人，因為飽食的生活導致混合型增加而引起的。

除了這三型以外，約十％的人則是因為其他疾病或服用藥物等因素，二次性的造成血中尿酸升高。

尿酸值上升一mg／dℓ，則尿酸增加二四〇mg

尿酸值為五．〇mg／dℓ的健康人，其尿酸池中大約蓄積一二〇〇mg的尿酸。但只要尿酸值上升一mg／dℓ以上，則尿酸就會增加二四〇mg。尿酸值上升到八．〇mg／dℓ的高尿酸血症患者，其體內約蓄積了二〇〇〇mg的尿酸。

尿酸值較低的低尿酸血症

與高尿酸血症相對應的，就是尿酸值較低的低尿酸血症。男性尿酸值為三．四mg／dℓ以下、女性為二．五mg／dℓ以下時，就稱為低尿酸血症。其尿酸的合成功能正常，但是，在腎臟再吸收時出現異常而造成的。此外，嬰幼兒或生產適齡期的女性，尿酸值有偏低的傾向。與高尿酸血症相比，不會出現什麼特別的問題。

COLUMN

容易罹患痛風的性格

以前，知識份子較容易罹患痛風。在日本，痛風增加的時期，也是以上流階級的人士為主。而隨著時代的演變，以身任管理職的人和研究者較容易罹患痛風。換言之，高尿酸血症似乎與智商有關。

不過到了現代，與職業或環境無關，尿酸值較高的人不斷增加。

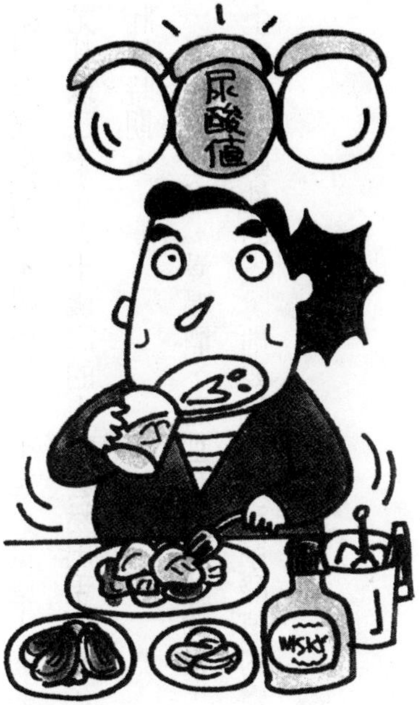

與其說是智商，還不如說是具有某種性格的人較容易罹患高尿酸血症。這已經是一般的結論了。

容易得痛風的人，多半個性積極、有活動性、充滿幹勁、具有領導力、自我主張強烈、開朗而富於行動力。

這些性格是否與尿酸的生產和

排泄有直接關係不得而知，不過，這些人的共通點就是比較忙碌，身心積存壓力。尤其以三十～五十歲層的人較容易出現痛風，而這也正是充滿幹勁、富於行動力的壯年時期。

食慾旺盛、愛喝酒，而且有點肥胖的人，擁有容易得痛風的危險因子。而性格上富於活動性的人，則要特別注意尿酸值的變動。

第2章

忽略尿酸值「較高」會有什麼結果？

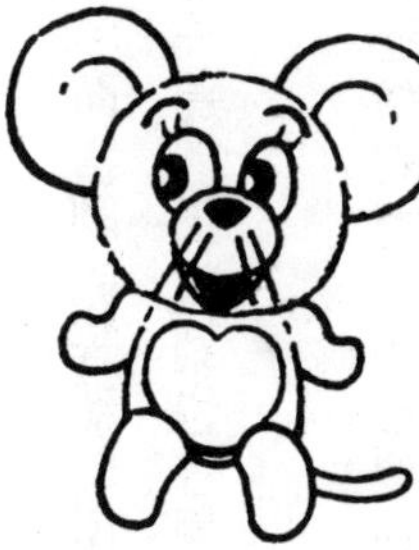

出現伴隨劇痛的痛風發作症狀

因為高尿酸血症而引起的代表症狀，就是痛風發作（關節炎）。放任高尿酸血症不管，會出現突然產生劇痛的痛風發作，而如果再不處置，就會造成各種弊端。

⊛腳拇趾根部突然產生劇痛

一旦罹患高尿酸血症，則結晶化的尿酸會沈著在身體各處。而當關節等部位所蓄積的尿酸結晶發炎時，就會引起伴隨劇痛的關節炎，這就是「連被風吹到也會覺得疼痛」的痛風發作。

痛風發作是指，腳的拇趾根部等關節突然出現腫脹、無法走路的劇痛。強烈的疼痛會持續發作一週左右。

⊛急性發作置之不理會變成慢性痛風

急性發作的痛風，會出現令人難以忍受的劇痛，但只是暫時性的，最長一～二週內疼痛就會消失。之後就一切風平浪靜，好像完全沒有發生過任何事情一般，因此，有的人會誤以為痛風已經痊癒。但是，發作現象消失，並不代表已經改善了高尿酸血症。即使不痛，也會持續的朝重症階段進行。

對於痛風發作的現象置之不理，可能以後還會反覆出現發作。到下一次發作為止的期間，因人而各有不同，有的人是一～二個月，而有的人則是五～十年。但到

容易引起痛風發作的部位

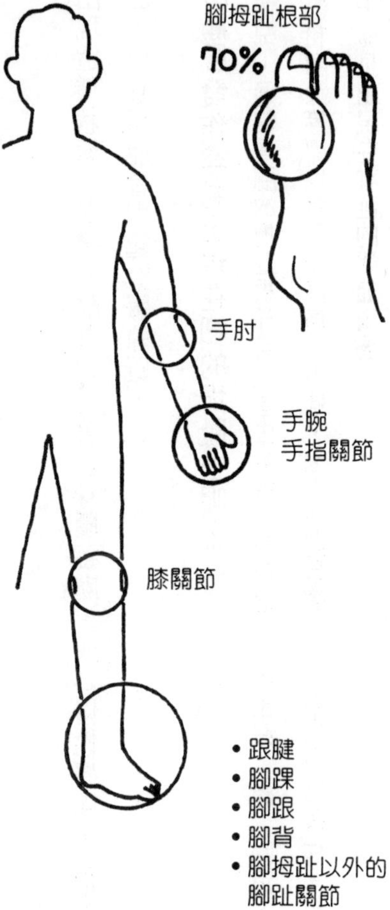

了下一次發作時，手肘、膝等大關節可能會疼痛，甚至不只一處，而會有多處關節出現疼痛。

反覆出現這種狀態，最後尿酸就會沈著在身體各處，成為慢性痛風。結果，關節無法彎曲，而且可能會引起腎臟障礙。

為什麼痛風發作容易出現在腳的拇趾上呢？

急性的情況，通常是腳的拇趾根部突然產生劇痛。除此之外，像手肘、膝、腳跟、腳拇趾以外的關節和腳踝等處也會引起疼痛。不過，七十％則是腳的拇趾根部出現疼痛。最初的發作，約九十％是出現在腳趾的關節周邊。

腳趾的關節容易發作，是因為腳位於身體的末梢處，血液循環不順暢，再加上該處體溫較低、運動量較多等條件，所以容易引起痛風發作。

痛風發作的前兆

大部分的人只要出現過痛風發作，則多半能夠掌握痛風發作的前兆。亦即在出現發作的數小時到數天前，發作的部位會產生鈍痛、發燙或沈重感。出現這些前兆時，只要進行適當的治療，就能夠預防發作或減輕症狀，但如果放任不管，就會引起強烈的痛風發作。

症狀從痛風發作到變成痛風結節

痛風發作放任不管，則從最初的痛風發作開始經過十年之後，體內的尿酸增加過多，生成結晶並蓄積下來，就會產生稱為痛風結節的瘤狀物。

★痛風發作置之不理，就會產生瘤狀的痛風結節

反覆痛風發作而放任不管，結果身體各處就會蓄積尿酸結晶。體內增加過多的尿酸，不光是在關節，也會蓄積在關節周圍、軟骨以及皮下組織等處，出現皮膚隆起的瘤狀物，這就是「痛風結節」。從最初的痛風發作開始，經過數年到十年內，就會出現痛風結節。

容易生成痛風結節的部位，包括外耳一部分的耳廓、手肘、手背、手指關節、膝、腳跟、腳背、腳拇趾外側等血流較少的部分。

觸摸這些地方時不痛不癢，但是，感覺很硬。

⍟皮膚破裂，出現如豆腐渣般的白色物質

痛風結節中，塞滿了尿酸鹽結晶的白色液狀或豆腐渣狀的物質。一旦增大時，皮膚變薄，呈現透明的白色物質會破裂，出現如豆腐渣狀的白色物質。

對於尿酸值較高的狀態不予理會，則痛風結節就會不斷的增大。通常人體內蓄積一二〇〇mg的尿酸，而體內多處出現痛風結節的人，其體內蓄積了數倍到數十倍的尿酸。出現痛風結節部位的骨一旦被尿酸鹽侵蝕，骨和關節持續遭到破壞，就會

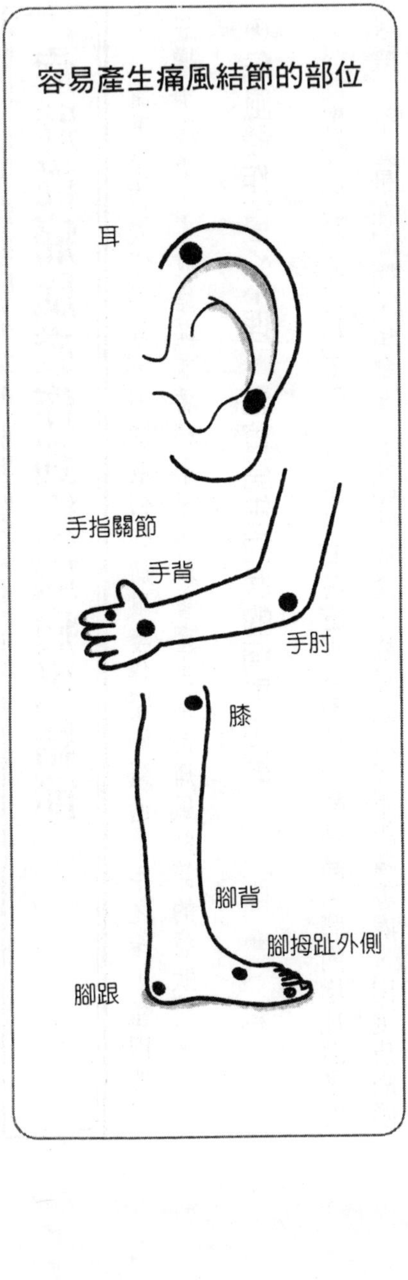

引起關節變形、脫臼，出現活動障礙。即使動手術，也很難將痛風結節去除。

但是，只要將尿酸值控制在正常範圍內，尿酸結晶就會慢慢地溶解，由腎臟排除，如此一來，結節就會縮小。

痛風結節多半會在第一次痛風發作後的五年內出現。不過，也有出現痛風發作但並未引起痛風結節的例子。

❗痛風結節會在不知不覺中增大

出現痛風發作的人，如果不努力控制尿酸值，就可能會引起痛風結節。但是，痛風結節並不像關節炎一樣會出現發炎症狀而引起疼痛，通常是在不知不覺中慢慢的增大。為避免產生痛風結節，平常就要注意尿酸值的變動。

了解痛風的構造

痛風發作，是因為人體具備了免疫反應。當白血球察覺到異物入侵體內後，就會與尿酸結晶產生反應，發動攻擊想要加以擊潰。

⊙白血球想要擊潰尿酸鹽而引起痛風發作

尿酸無法被溶解而結晶化，但是，不會立刻出現痛風發作。

會出現痛風發作，是因為尿酸結晶與白血球產生反應，白血球發動攻擊，想要

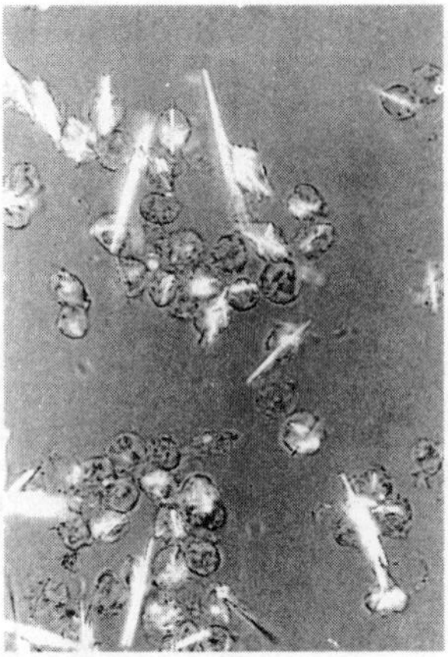

尿酸鹽的針狀結晶與白血球之間的貪食現象

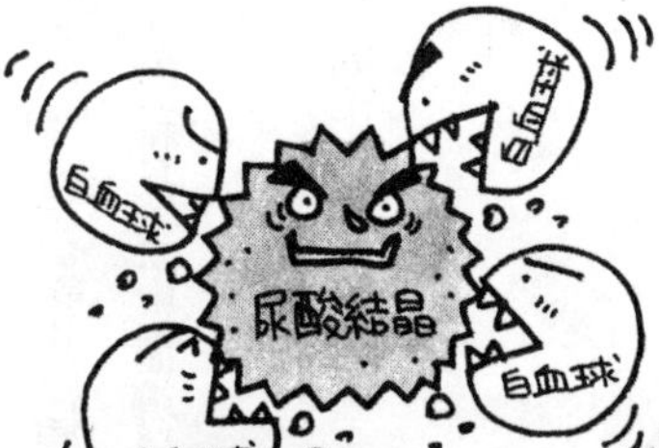

經由免疫反應，白血球為了排除異物而予以吞噬，這種現象稱為「貪食」。白血球將尿酸鹽吸收到自己的細胞內，想要藉著消化酶將其溶解掉。

擊潰尿酸結晶而造成的。

人體會察覺入侵體內的異物而予以擊退，這就是免疫反應。經由這免疫反應，白血球將結晶化的尿酸鹽視為是對人體而言的異物，想要予以攻擊。白血球這種排除異物而將其殲滅吞噬的作用，就稱為「貪食作用」。白血球會將尿酸鹽吞噬到自己的細胞內，想要藉著消化酶將其溶解掉。

★白血球無法擊退敵人，最後自己滅亡

但是，尿酸是無法再被分解為其他物質的最後代謝產物，因此，白血球對尿酸鹽束手無策。在進行消化之際，白血球自己滅亡，釋出會引起發炎症狀的致炎物質。結果出現劇痛、腫脹、泛紅（參見六十九頁）等發炎症狀。

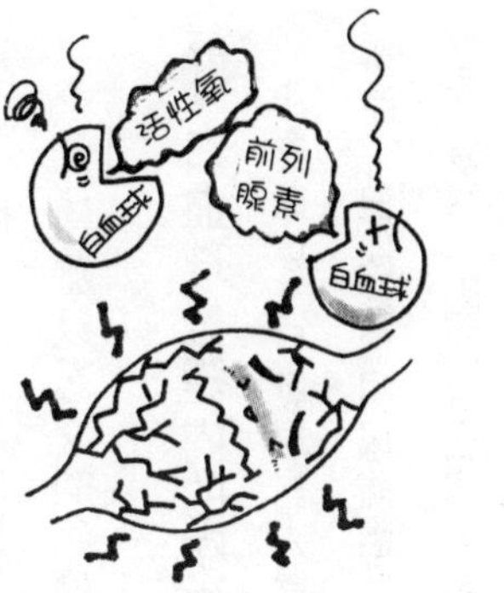

在貪食的過程中，白血球自己滅亡，釋出酵素、活性氧、前列腺素等物質，結果造成關節部的發炎。

引起發炎症狀時，白血球會使用大量的熱量，生成大量的乳酸，使得關節液酸性化，結果尿酸變得更難被溶解掉。於是白血球又再度

發動攻擊，結果造成惡性循環，又引起了會產生劇痛的發炎症狀。

這種難以忍受的疼痛，就是痛風發作。

白血球是體內的防衛軍

白血球一旦發現對人體有害的入侵者時，就會加以吞噬、殲滅。當附著於關節的結晶剝落時，白血球會視尿酸鹽結晶為「敵人」予以攻擊。白血球發現尿酸鹽結晶後，為了要將其徹底擊潰，因此會召集同志發動攻擊。白血球奮戰不懈，尿酸鹽結晶也拚命抵抗。這場激烈戰爭就造成痛風的劇痛。

尿酸值高達九mg／dℓ以上時就要注意痛風問題

診斷高尿酸血症的標準值為七mg／dℓ以上，但如果為七～八之間的數值，則即使本人注意到尿酸值，也沒什麼特別的症狀。不過，如果高達八～九mg／dℓ之間的數值，就要到醫療機構檢查腎臟等是否出現異常。若到達九mg／dℓ以上，則隨時都有可能出現痛風發作。就算沒有出現痛風發作，也需要進行藥物治療。

尿酸值的標準（沒有出現痛風發作時）

正常	7mg/dl未滿	男女相同
高尿酸血症	7mg/dl以上 8mg/dl未滿	本人會察覺
	8mg/dl以上 9mg/dl未滿	要接受醫療機構的檢查
	9～10mg/dl以上	需要進行藥物治療

COLUMN

出現痛風發作時——

一定要去看內科或整形外科

尿酸值持續較高的狀態，但是，某日沒有前兆而突然出現痛風發作。腳的拇趾根部出現不適感，不久之後就出現劇痛。有人形容說「就好像是被扳手夾住般的疼痛」、「輕微的振動都會覺得痛」、「用筆稍微碰觸都覺得疼痛」等，是令人難以想像的疼痛。

很多人因為不了解疼痛是如何發生的，所以，在最初出現痛風發作時會驚慌失措。罹患痛風的人，多半是充滿幹勁、好動的人。

但是，就算手足無措，疼痛也無法消失。進行按摩或彎曲、拉扯疼痛處會造成反效果，於事無補。

痛風發作即使出現劇痛，也不會導致死亡，放任不管，疼痛一定會消失。絕對不要自行判斷而服用止痛藥等，最好就醫。如果不便立刻就醫，則可以冷敷患部，不要走路。等到疼痛稍微緩和時，要將關節置於椅子上並使其位於略高於心臟的位置，這樣就能減輕疼痛。當然不可以喝酒。可以去看內科或整形外科。

只有在發作時才可以進行痛風的明確診斷

引起發炎症狀的關節存在尿酸鹽結晶，才能確認是痛風。只有在出現痛風發作的關節發炎時，才可以抽取尿酸鹽結晶。因此，如果沒有疼痛時，就無法明確進行痛風的診斷。痛到無法動彈而等待發作停止後才就醫，就無法做出正確的診斷。所以疼痛發作時，要先去看醫師。

診斷為痛風後，就要擬定長期治療方針。很多人在痛風發作而停止疼痛後，以為已經痊癒而不去就醫。但發作後如果放任不管，則在你幾乎忘記它的存在時，又會出現發作現象。反覆發作，就會引起各種毛病。

為了避免再度經歷疼痛，就要定期接受檢查，控制尿酸值。

痛風發作的特徵

- 突然產生劇痛
- 疼痛部位只限於一處關節
- 疼痛關節的周邊皮膚紅腫
- 發作24小時左右疼痛達到顛峰，即使不予理會，疼痛在一週內也會自然消失

來自於痛風的腎障礙

最容易有尿酸沈著的內臟就是腎臟。沈著於腎臟的尿酸會導致腎功能出現毛病。置之不理，會引起死亡。出現慢性痛風發作的人，要特別注意腎障礙的問題。

★尿酸蓄積在腎臟而引起痛風腎

尿酸是經由腎臟隨著尿液一起排出體外的物質。一旦罹患痛風而尿酸增加時，腎臟必須不停的工作，加重負擔。而無法被處理完的尿酸就會結晶化，積存在腎臟中。

因為痛風而引起的腎臟毛病，稱為「痛風腎」。

痛風患者中約三十%會出現痛風腎。即使沒有痛風發作，但只要尿酸值持續出現較高的

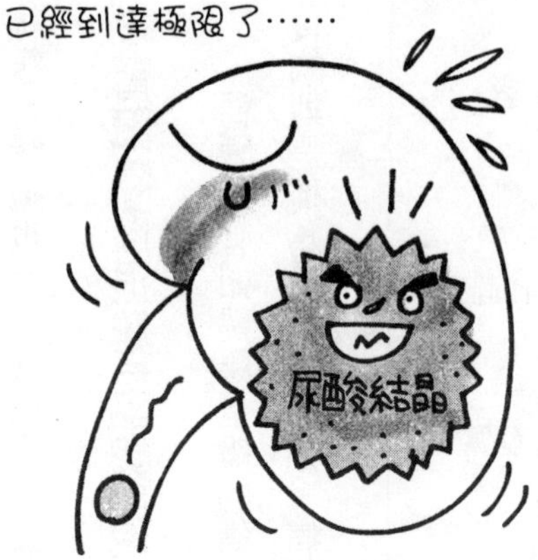

痛風而引起的腎臟障礙稱為「痛風腎」

狀態，腎臟也可能會出現障礙。

★腎臟障礙很難早期發現

腎臟具有如熟雞蛋般的構造。相當於蛋白的就是稱為皮質的部分，而相當於蛋黃的則是稱為髓質的部分。痛風所生成的尿酸結晶，主要是蓄積在髓質中。髓質一

類似熟雞蛋的腎臟的構造

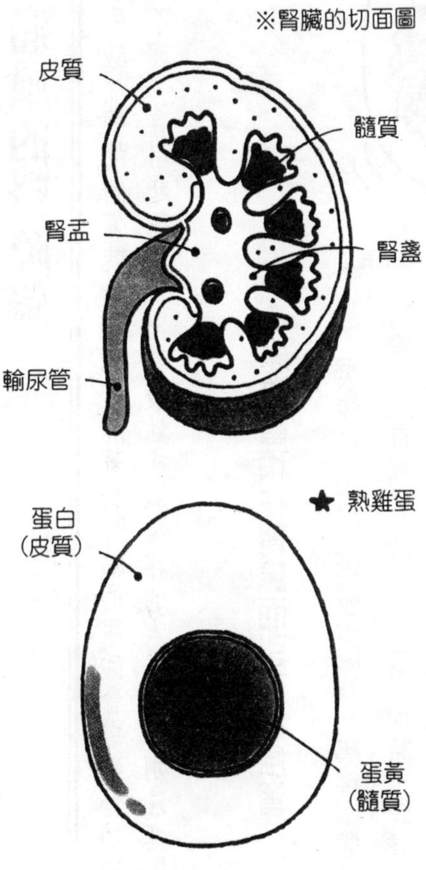

旦濃縮尿，使尿呈現酸性時，就很難溶解尿酸。因為腎炎等而腎臟出現毛病時，最初相當於蛋白部分的皮質會受到侵襲，而痛風腎則是相當於蛋黃部分的髓質會受到侵襲。

蓄積在髓質中的尿酸結晶，會出現與關節相同的發炎症狀，但是，不會覺得疼痛。初期時，即使尿酸蓄積在髓質，但是，皮質卻仍然維持正常狀態。

一般的腎功能檢查，多半是以調查皮質的功能為主。因此，即使尿酸蓄積在髓質，但也很難經由全身檢查等檢查而發現異常。

調查髓質的功能時，必須要進行**尿濃縮試驗**檢查，這是比較特殊的檢查，在平常的檢查中並不會進行。

因為痛風而引起的腎臟障礙，的確存在著即使疾病持續進行但病變在到達皮質之前難以被發現的問題，因此等到發現時，病情多半已經發展到相當嚴重的地步。

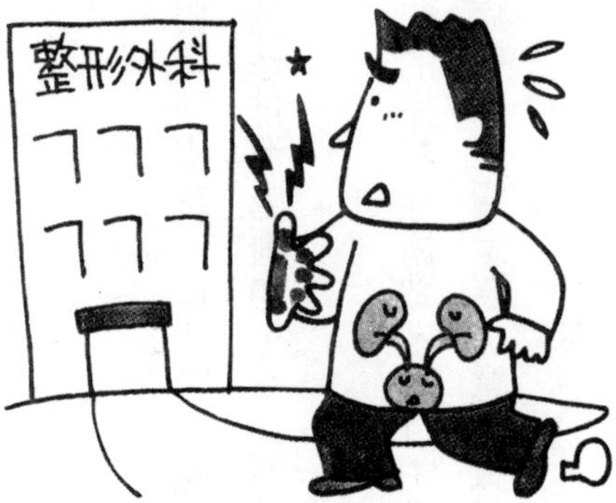

痛風患者要注意腎障礙

⊛最後從腎衰竭變成尿毒症

沒有察覺到腎障礙而放任不管，結果疾病從髓質擴大到皮質。這時腎功能明顯減退，出現腎衰竭的狀態。一旦出現腎衰竭，則身體無法排泄老廢物，毒素巡迴全身，引起**尿毒症**，有致命的危險。

痛風患者的死因，六十～七十%都是痛風腎所引起的尿毒症所致。最近由於治療法的確立，所以很少人會因為尿毒症而死亡。不過痛風患者還是要注意腎臟障礙的問題。

痛風發作只要在早期好好的接受治療，就能夠預防腎衰竭。所以出現痛風時，要努力接受治療，防止腎臟障礙的發生。

尿濃縮試驗……………………

正常的腎臟，具有大量喝水時會排出稀薄尿液、少量喝水時會排出濃尿的性質。髓質出現毛病時，無法排出濃尿，只能排出比較稀薄的尿液。

尿濃縮試驗則是檢查腎臟濃縮尿的功能的方法。一個晚上不要攝取水分，身體保持脫水

memo

出現併發症時腎臟可能會引起動脈硬化

高尿酸血症患者，有時會出現高血壓、糖尿病、高血脂症、耐糖力障礙（糖代謝不良的狀態）等併發症。出現這些疾病時，腎臟血管不僅會引起動脈硬化，同時也可能會併發心肌梗塞、腦中風等致命的疾病。反過來說，腎功能減退時，也可能會引起高血壓或動脈硬化等。腎臟障礙與併發症互有因果關係而發病，要注意。

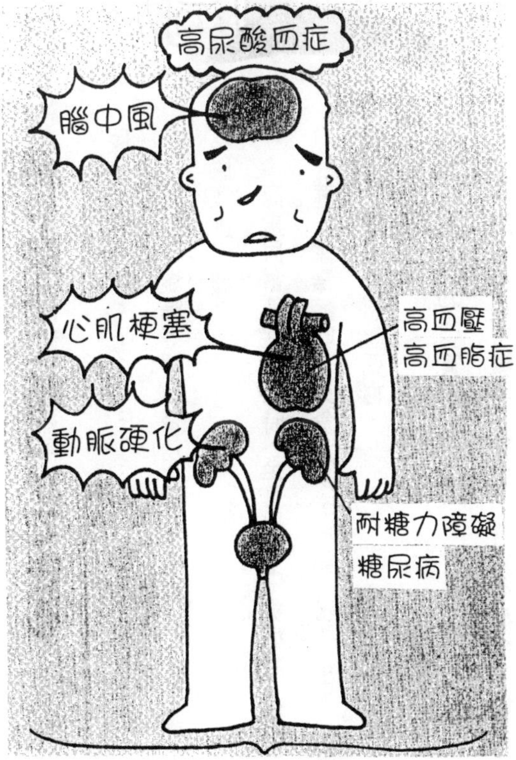

互有因果關係而發病

狀態，第二天早上採三次份的尿，調查尿的比重。

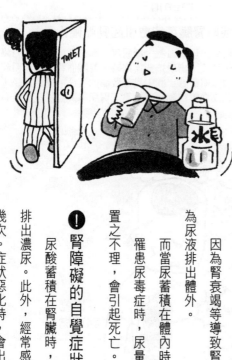

正常的腎臟，在身體脫水的狀態下，因為尿濃縮而比重上升。但是，當髓質的功能降低時，無法濃縮尿。

這個試驗也稱為「菲什伯格濃縮試驗」。能夠進行這項特殊檢查的醫療機構有限。

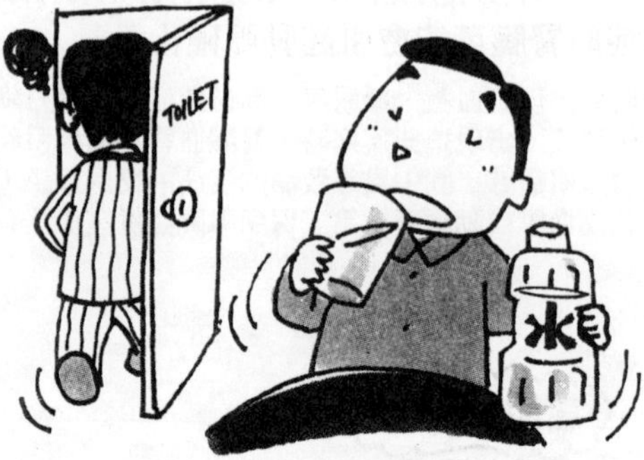

尿毒症

因為腎衰竭等導致腎功能極度減退時，無法讓老廢物成為尿液排出體外。

而當尿蓄積在體內時，全身出現中毒症狀，稱為尿毒症。罹患尿毒症時，尿量減少，面如土色，出現浮腫現象。置之不理，會引起死亡。

❗腎障礙的自覺症狀

尿酸蓄積在腎臟時，雖然不會覺得疼痛，但是，卻無法排出濃尿。此外，經常感覺口渴而大量喝水，半夜上廁所好幾次。症狀惡化時，會出現食慾不振、貧血、頭重等症狀。

痛風導致腎臟或尿路出現結石

經常被形容為「痛到在地上打滾」的尿路結石，痛風患者的罹患率為健康人的五百～一千倍。在痛風發作之前就可能已經生成結石，故尿酸值較高的人要注意。

⊛一～三成的痛風患者會出現結石

腎臟製造出來的尿，經過腎盞、腎盂、輸尿管、膀胱、尿道排出體外。這個尿的通道稱為尿路，尿路生成結石就稱為「尿路結石」。痛風患者中十～三十％會出現尿路結石，罹患率比健康人高出五百～一千倍。

因為痛風而生成的結石，約五十％是來自於尿酸。除此之外，原料可能是磷酸或草酸、鈣鹽等。

痛風患者容易出現尿路結石，是因為尿為酸性，而尿中的尿酸又比較多，尿酸在腎臟或尿路容易結晶化所致。鈣結石等結晶化的尿酸會生成核。因此，尿酸值越高，尿中的尿酸排泄量越多，就越容易生成結石。

⊛尿路結石會引起痛到在地上打滾的疼痛現象

結石出現在腎臟時，可能無症狀或出現鈍痛。但是，如果將尿從腎臟排出體外的尿路某處被結石阻塞，就會產生劇痛。這種疼痛稱為「疝痛發作」，會出現動彈不得的劇痛。

大都出現在腰或側腹到下腹部的部分。結石通過尿路，往下移動。除了疝痛症狀之外，輸尿管內部因為結石而受損，因此，可能會出現血尿。此外，依出現結石部位的不同，有時會出現頻尿或排尿痛。

不光是在罹患痛風後，在痛風發作之前，也可能會引起尿路結石。一旦生成結石之後，尿的流通不順暢，腎臟可能會出現毛病。尿酸以外的結石，可經由X光拍攝到，但是，卻拍攝不到尿酸結石。不過，只要接受超音波等檢查，就能夠確認結石是否存在。

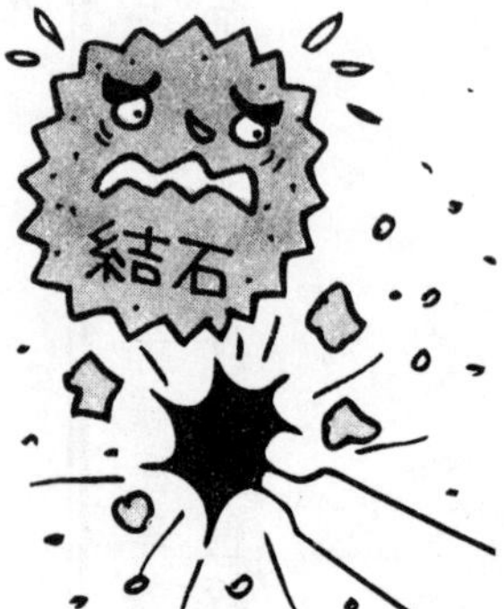

❶不用剖腹，利用衝擊波即可擊碎結石

結石無法自然排出。感覺異常疼痛時，就要接受去除結石的治療。去除結石時，不必動剖腹手術，只要由體外將衝擊波發射到體內破壞結石即可，藉此就能夠減輕身體的負擔。

memo

尿路結石依存在場所的不同名稱也不同

結石大都由腎臟製造出來，較大的結石可能留在腎臟，但是，較小者可能通過尿路，不斷的往下移動。結石依存在場所的不同，而有腎結石、輸尿管結石、膀胱結石、尿道結石等不同的名稱。這些總稱為「尿路結石」。

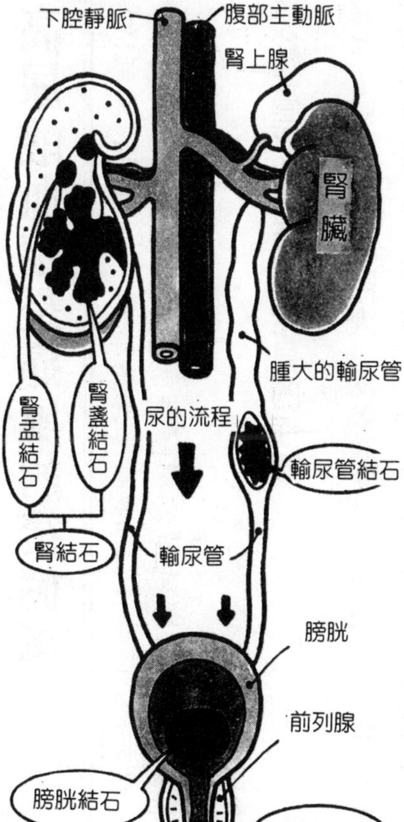

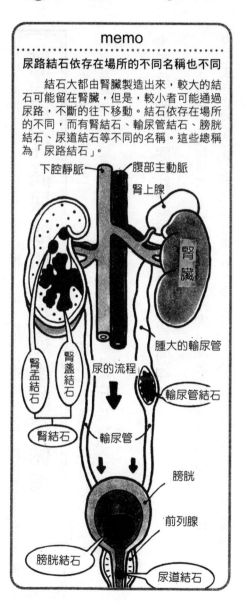

無症候性高尿酸血症是痛風的後備軍

因為高尿酸血症而引起關節炎，稱為痛風，但是，沒有任何症狀者，則稱為無症候性高尿酸血症。在日本罹患無症候性高尿酸血症的人多達數百萬人。

⊛無症狀的無症候性高尿酸血症是常見的疾病

尿酸值一旦超過七・〇mg／dℓ以上的人，就會診斷為高尿酸血症，雖然高尿酸血症未必立刻就會出現痛風發作或尿路結石，但是，尿酸值越高，出現關節炎、痛風結節或尿路結石的可能性越大，不能夠掉以輕心。現在沒有出現特別症狀，但是尿酸值處於較高狀態的「無症候性高尿酸血症」的人不計其數。

在日本，高尿酸血症患者多達數百萬人。其中有一成出現痛風發作，剩下的人則是沒有症狀但尿酸值卻出現較高的狀態。

總之，即使現在健康，但是，隨時都有罹患痛風的可能，所以，仍然是屬於「痛風後備軍」。

⊛在出現痛風之前控制尿酸值

即使現在沒有症狀，但是，如果放任高尿酸血症的狀態不管，則經過數個月或十年，可能會因為關節突然發炎而引起痛風發作。痛風發作的特徵就是，之前都沒有出現任何徵兆而突然產生劇痛。

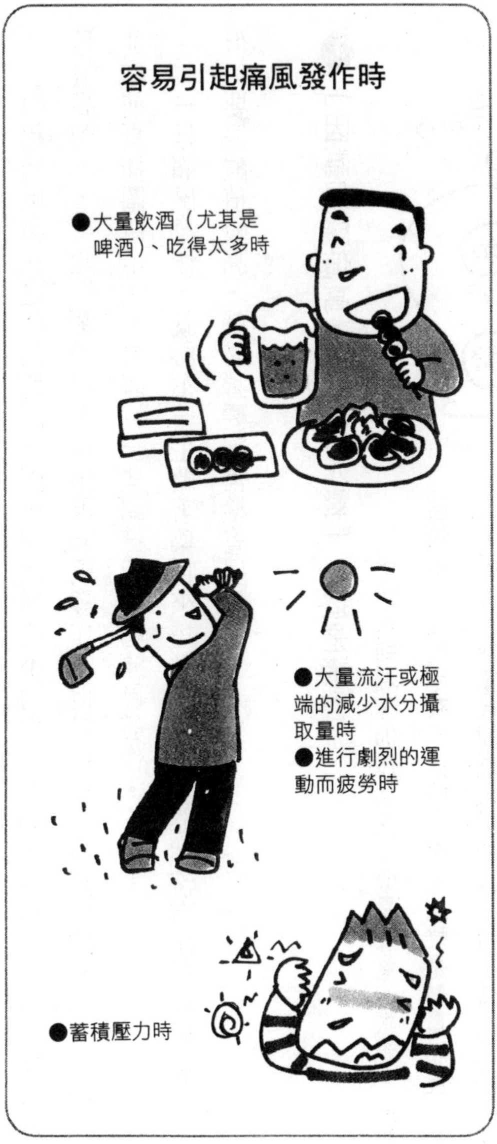
容易引起痛風發作時
●大量飲酒（尤其是啤酒）、吃得太多時
●大量流汗或極端的減少水分攝取量時
●進行劇烈的運動而疲勞時
●蓄積壓力時

引起痛風發作之前的期間，因尿酸狀態的不同而有不同。此外，有些尿酸值不是很高的人，可能一輩子都不會出現痛風發作。但是持續出現高尿酸血症的狀態，則如前頁插圖所示，容易因為一些關鍵而引起痛風發作。

一旦痛風發作，就必須一生藉著藥物來控制尿酸值。雖然沒有出現痛風發作，但只要尿酸值較高，就必須要經常檢查尿酸值。

❗「因為尿酸值高，所以有元氣」，這是謊言

很多人到現在仍然認為尿酸是元氣的根源，尿酸值較高，就是越有元氣的證明。尿酸是熱量燃燒的殘渣，因此，熱量代謝越旺盛的人，所製造出來的尿酸就會越多，而尿酸值較高的人，多半是好動的人。但是，尿酸排泄不順暢或體內尿酸過剩生產時，尿酸值也會上升。

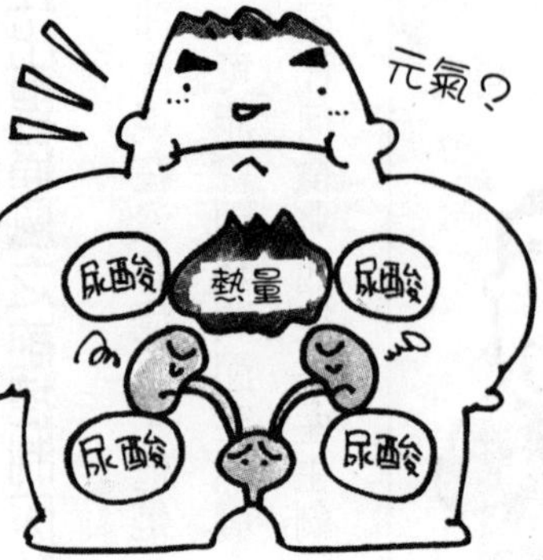

高尿酸血症的檢查 1

問診與尿酸值的測定檢查

就算沒有引起痛風發作，但是，一旦診斷為高尿酸血症時，為了預防發作，則要接受各種檢查。尤其出現痛風發作時，為了診斷其原因，就要更積極的接受精密的檢查。

問診

⊛詢問是否出現痛風發作或有無其他的疾病

所謂問診，就是要詢問有無關節炎症狀，以及發作時期、場所、症狀等。此外，飲食生活或攝取酒也與痛風發作有關，因此，也要詳細詢問生活習慣。

另外，也要了解是否有高血壓或糖尿病的既往歷以及家族歷等。

問診時的詢問事項

- ●痛風發作的有無與時期
- ●最近一次發作與之前一次發作的間隔
- ●疼痛的部位
- ●疼痛的程度及持續的時間
- ●有無血尿或腰痛
- ●痛風以外的疾病及服用藥物的種類
- ●家族的病歷
- ●飲食習慣、飲酒、生活環境等
- ●體重及其變動

痛風容易和風濕等其他的疾病混淆，因此，要詳細回答醫師的問題。

尿酸值的測定檢查

★尿酸值達到七mg／dℓ以上時，就是高尿酸血症

尿酸值超過標準值，就診斷為高尿酸血症，測定尿酸值是檢查的基本。這項測定是經由血液檢查來進行。當尿酸值超過七mg／dℓ時，就可以診斷為高尿酸血症。但是，尿酸值未必經常顯示穩定的數值，會因測定時狀況的不同而有變動。

尿酸值會因年齡或性別的不同而有差異，也可能會因當天身體狀況或生活環境的影響而出現變動。大量攝取含有嘌呤體的食物、飲酒過度、蓄積壓力、進行劇烈的運動或體重增加時，都會導致尿酸值上升。

此外，飲用阿斯匹靈等的抗發炎劑或利尿劑等，也會使得尿酸值產生變化。另外，在檢查日刻意控制酒量與食量，也會使得尿酸值下降。

尿酸值在數小時內不會出現變動，而會以數日為單位產生變動。因此，不要光憑一次的檢查就下結論，而要每隔幾天檢查一次，經由數次的檢查，發現尿酸值一

直處於較高的狀態時，就可以診斷為高尿酸血症。

❗也要記錄所服用的藥物

了解痛風以外的疾病及所服用的藥物，這對於痛風治療法的決定而言相當的重要。某種藥物可能會引起尿酸值上升，服用後可能會導致痛風發作。因此，務必要仔細記錄所服用的藥物，並且告知醫師。

❗經由血液檢查測定尿酸值的方法

抽出的血液擱置片刻後，血液就會凝固，上方黃色的血清會分離出來。將這個血清倒入自動分析機中，就能夠測定尿酸值。

通常要經過一～二天才能夠測定出尿酸值，但是，有些醫院當天就能夠提出測定結果。

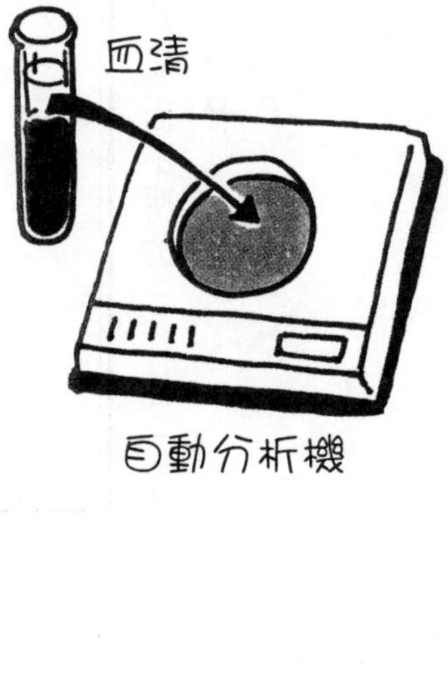

分類高尿酸血症型態的檢查

高尿酸血症大致分為二類。痛風患者多半是屬於原因不明的一次性（原發性）高尿酸血症，此外，還有原因明確的二次性（續發性）型。

高尿酸血症的分類

⊛調查是屬一次性或二次性

高尿酸血症，分為原因不明的一次性（原發性），以及像白血病或惡性腫瘤等原因明確而造成的二次性（續發性）這二種型態。痛風患者多屬原因不明的一次性，為了判斷是屬何種型態，首先要進行檢查，調查是否存在原因疾病或服用藥物等。其次要調查有無惡性腫瘤或紅血球、白

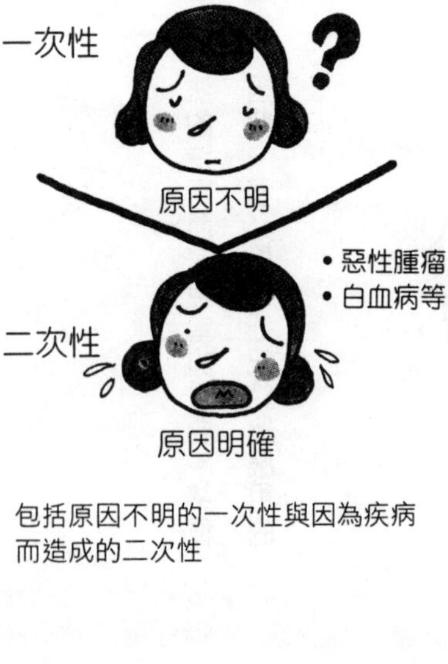

包括原因不明的一次性與因為疾病而造成的二次性

血球異常、酵素異常、腎障礙等。

★調查高尿酸血症的型態

高尿酸血症依原因的不同，又可以分類為尿酸排泄降低型、尿酸生產過剩型，這些都要進行檢查。這個分類則是要測定尿中尿酸排泄量，以及尿酸廓清率、肌酸酐廓清試驗等檢查。

所謂**尿中尿酸排泄量檢查**，就是要調查一天到底有多少量的尿酸被排泄掉。因此，要積存一整天份的尿以測定尿酸濃度。攝取低嘌呤食時，如果一天的尿酸量達到八百mg以上時，就可以診斷為尿酸生產過剩型。

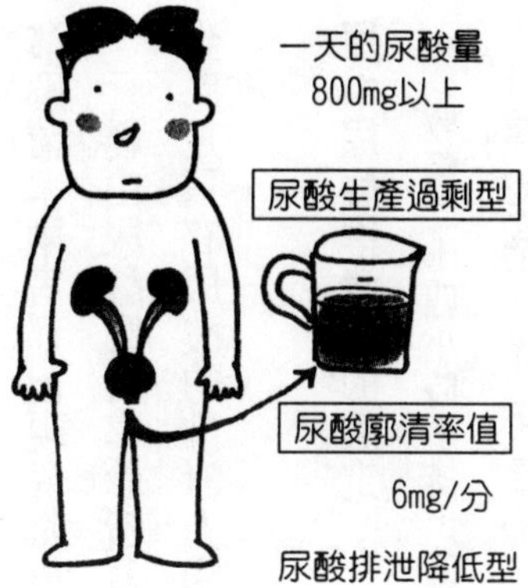

調查是屬於尿酸生產過剩型或尿酸排泄降低型

尿酸廓清率與肌酸酐廓清試驗，則是調查各物質排泄能力的檢查。健康人的尿酸廓清率為八～十一mg／分，而尿酸排泄降低型則降低為六mg／分以下。

此外，混合型是指，尿中尿酸排泄量與尿

酸廓清率兩者都出現異常值的情況。

經由尿酸廓清率診斷為尿酸排泄降低型時，則還要進行肌酸酐廓清試驗，檢查到底是只有尿酸的排泄力降低，還是連腎功能都一起降低了。

尿中尿酸排泄量的測定

收集二十四小時所排出的尿液藉以測定尿酸的方法。從一天份的尿中，調查到底排出多少分量的尿酸。攝取大量的水分時，尿會變得較稀，水分攝取較少時，尿就會變得較濃。而尿酸的濃度也會因尿量的不同而有差異。尿中的尿酸排泄量是以尿酸濃度（mg／dℓ）×尿量（dℓ）求得的。

尿酸廓清率與肌酸酐廓清試驗

廓清率是指排泄力，是調查尿酸和肌酸酐排泄到血中的量到底有多少的檢查法。肌酸酐是在肌肉中使用後的蛋白質的老廢物。通常在腎臟過濾，但是，當腎功能不良時，就會蓄積在血中，因此，只要調查其濃度，就可以了解腎功能。肌酸酐廓清試驗的正常值為八十～一二〇mg／分。

診斷為痛風的標準

痛風放任不管，可能會造成致命的事態。為避免忽略痛風或造成誤診，通常是利用美國風濕協會提供的「痛風診斷標準」來進行診斷。

痛風的診斷標準

⊛使用ARA的診斷標準

對於痛風的診斷，一般是使用一九七七年由美國風濕協會（ARA）所提出的「痛風診斷標準」。使用這個標準，不但可以避免忽略痛風，同時也可以避免對於痛風以外的疾病進行誤診，是一個值得信賴的診斷標準。

根據六十八頁表的診斷標準，如果證明是A或B的其中任何一種，那麼，就可以診斷為痛風。若為A，則對於腫脹的關節要採取關節液，如果確認存在尿酸鹽結晶，就可以加以證明。若為B，則只要發現皮下結節中存在尿酸鹽結晶，就可以證明存在著尿酸鹽結晶。

但是，這個A或B都不算是一般的標準。

至於A，如果是小關節，則較不容易抽樣，而在劇痛發作時，因為必須將注射針刺入患部，所以，對患者而言是非常痛苦的檢查。

而B的情況是，最初出現痛風發作的人，不見得會出現**痛風結節**，因此並不適用於所有的痛風患者。

換言之，往往會出現利用A或B都無法加以證明的情況。

平常是使用C的方法來進行。

痛風的診斷標準	
A	尿酸鹽結晶存在於關節液中
B	痛風結節：利用化學或偏光顯微鏡檢查證明存在尿酸鹽結晶
C	①24小時內達到極限的發炎症狀 ②過去出現二次以上的關節炎發作 ③一處的關節炎 ④關節的泛紅 ⑤腳拇趾根部疼痛、腫脹 ⑥單側腳拇趾根部出現發作現象 ⑦單側腳踝出現發作現象 ⑧出現類似痛風結節的瘤 ⑨高尿酸血症 ⑩非對稱的關節腫脹 ⑪骨皮質下沒有出現糜爛的囊泡 ⑫無菌性關節液

C的情況是，只要十二個項目中符合六個項目，就可以診斷為痛風。尤其④的「關節的泛紅」，則是區別痛風與風濕的重要項目。若為風濕，則雖然患部泛紅，但是不會腫脹；如果是痛風，則是又紅又腫。

關節液的檢查……調查正在發作的關節液中，是否存在著把尿酸結晶視為是異物而想要加以排除的白血球的檢查。為了進行明確的診斷，這的確是非常重要的檢查。但是，在痛風發作時，必須將注射針刺入腫脹的患部關節抽取關節液。

痛風結節的檢查……將注射針刺入痛風結節，吸取皮下結節的內容，進行組織學的檢查或成分檢查，調查是否存在尿酸鹽的結晶。

泛紅……引起發炎症狀等的部分會紅腫。

關節液的檢查

是否存在想要排除尿酸的白血球

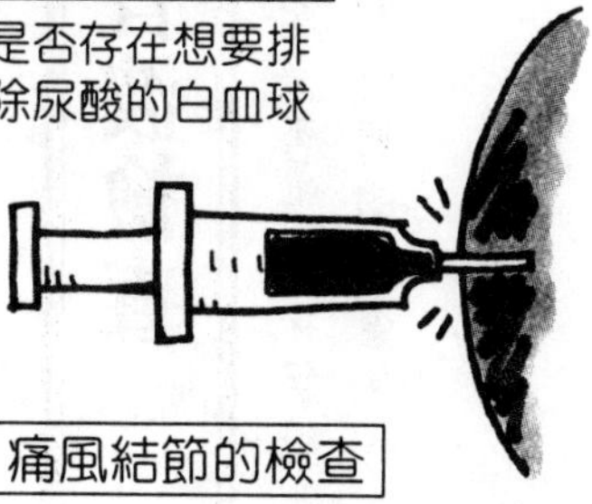

痛風結節的檢查

是否存在尿酸鹽的結晶

腎臟檢查、關節X光檢查、超音波檢查

痛風檢查有很多，這兒所列舉的，則是有關腎功能是否減退、腎臟是否積存尿酸結晶以及關節所出現的發炎症狀是否為痛風所引起的檢查。

腎臟檢查

⊛利用血液檢查、尿液檢查調查腎功能是否減退

關於腎障礙的情況，如果功能沒有降低到正常情況的三分之一以下，則沒有自覺症狀。因此，如果診斷為高尿酸血症，則要儘早檢查腎臟，避免腎功能減退。

調查腎功能時，要進行BUN或血中成分**肌酸酐**、**尿蛋白**等的檢查，藉此能夠了解腎障礙已經惡化到何種程度。

經由這些檢查而顯示異常值時，就表示腎障礙已經惡化到相當嚴重的地步。輕微障礙時，則不會出現異常值。

此外，也要進行尿液檢查。如果尿的pH值（＝氫離子濃度）為五・〇～五・五的較強酸性度時，就表示尿酸難溶於水中。無法溶於尿中的尿酸會沈著於腎臟，引起腎功能障礙。因此，只要檢查尿的酸性度，就可以知道尿酸是否容易沈著於腎臟、是否不容易生成結石。此外，**尿潛血反應**為陽性、**尿沈渣**的紅血球增加，就表示腎臟有尿酸結晶附著。

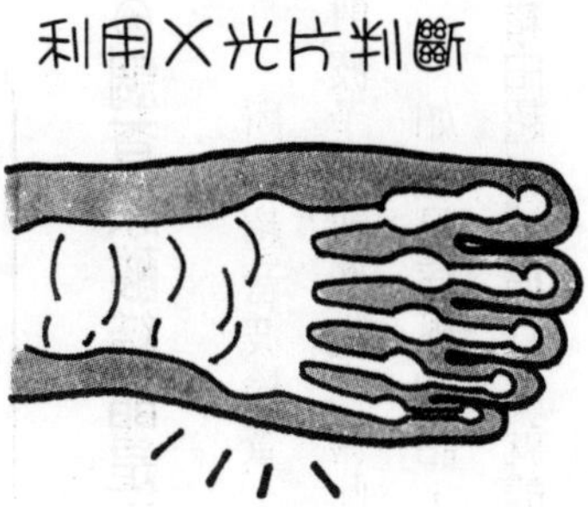

利用Ｘ光攝影調查關節的發炎是否為痛風所造成的

關節X光檢查

★調查關節發炎的程度或有無結石

利用X光拍攝痛風的患部，即可判定關節的發炎是否為痛風所引起的。

此外，也可以調查關節部骨的破壞是否持續進行而導致骨變形。

超音波檢查

⊛調查尿酸結晶是否蓄積在腎臟

所謂超音波檢查，是讓超音波通過體內，將隨著臟器或組織的狀態而變化的反射波予以映像化，藉此進行診斷的方法。可以調查腎臟是否蓄積尿酸結晶。

如果是痛風的話，則尿酸鹽會沈著於髓質，因此，利用X光片等很難發現。而藉由超音波檢查，就能夠調查腎臟或尿路的結石。

BUN……………………………………………

血中的尿素氮，在蛋白質被分解時形成老廢物。通常會被排泄到尿中，但是，當腎功能減退時，無法過濾尿素氮，就會導致血中的尿素氮增加。

血清肌酸酐……………………………………………

肌酸酐是在肌肉內所形成的老廢物。當腎功能減退時，其在血液中的量會增加。

尿蛋白……調查尿中所含的蛋白的檢查。通常，尿中只會排出微量的蛋白，但如果排出的量較多，就表示腎功能受損。

尿潛血反應……調查血尿（潛血），如果結果呈現陽性，就表示可能是腎臟或尿路系統的結石等造成出血。

尿沈渣……將尿放入離心分離器中，利用顯微鏡調查尿中固體物的檢查。當紅血球較多時，則疑似罹患腎臟病或尿路結石等。

併發症的檢查與二次性高尿酸血症的檢查

痛風容易引起併發症，因此，要調查有無併發症。此外，疑似二次性高尿酸血症時，也可以進行特定出原因疾病的檢查。

併發症的檢查

⊛利用各種檢查調查有無其他疾病

痛風會引起高血壓、高血脂症、肝功能障礙或糖尿病等的併發症，因此，要調查是否罹患這些疾病。主要是利用以下的方法來進行檢查，不過，並非所有的患者都要進行這些檢查。

此外，依病情的不同，有時需要進行其他的檢查。

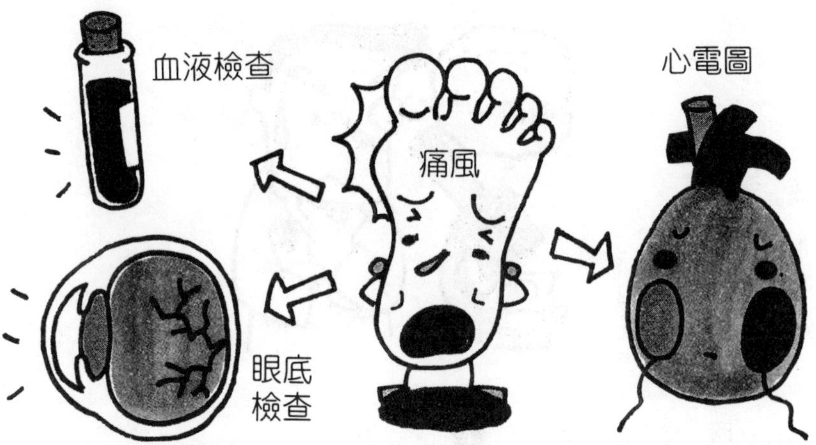

二次性高尿酸血症的檢查

★疑似其他疾病時要進行專門檢查

關於高尿酸血症，如果懷疑有其他疾病等明確的原因時，為了特定出原因，則要進行檢查。不過，除了白血病、癌症和末期的腎衰竭等之外，很少需要利用到這種專門的檢查。

●脂質代謝檢查

調查總膽固醇、HDL膽固醇（好膽固醇）、LDL膽固醇(壞膽固醇)、中性脂肪等。

●肝功能檢查

調查血清總蛋白、血清白蛋白、GOT值、GPT值、γ—GTP值等。

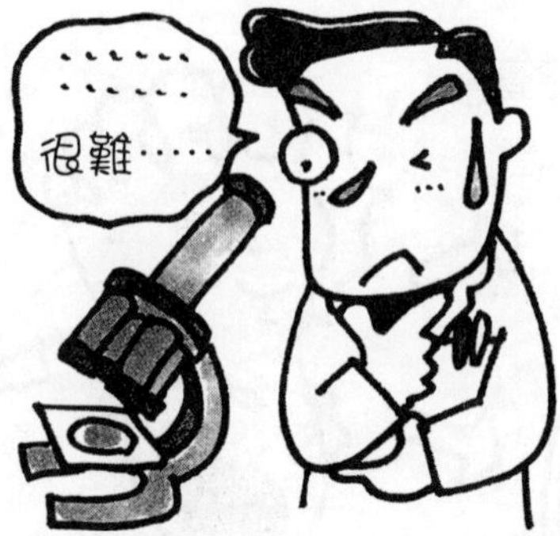

●血糖值檢查

調查空腹時血中所含的葡萄糖（血糖）數值。

●心電圖檢查

調查心臟功能及有無疾病。

●眼底檢查

直接檢查血管狀態，藉此能夠了解動脈硬化的程度。

❗利用顯微鏡很難證明尿酸的存在

很難以組織學的方式利用顯微鏡確認尿酸的存在。通常是利用具有固定組織性質的福馬林液，這時尿酸鹽會游離出來。此外，也有利用色素染色液調查細胞構造的染色法，但是這個方法也無法對尿酸進行完整的染色。必須要進行特殊的方法，然而只有大學醫院才擁有這種研究設備。

高尿酸血症所引起的併發症 1

高血壓──共通項目是肥胖與食鹽攝取太多

因為飲食生活、運動不足、飲酒等生活習慣所引起的高尿酸血症，也會引起各種的生活習慣病。不光是檢查尿酸值，同時也要重視併發症。

⊛尿酸值較高時容易引起其他的疾病

關於高尿酸血症，關節炎本身並不會置人於死地。其可怕之處，除了痛風發作時的劇痛之外，還包括高尿酸血症所造成的各種併發症。

以前很多例子顯示，痛風患者的死因都是腎障礙所導致的尿毒症。最近，則不光是腎臟疾病，腦血管障礙、缺血性心臟疾病等佔壓倒性的多數。亦即高尿酸血症的人，很容易併發高血壓、糖尿病、高血脂症、肥胖等而加速動脈硬化的進行。高尿酸血症併發的疾病如下。

⊛吃得過多或攝取太多鹹的食物是原因

高血壓不光是具有遺傳的要因，同時與肥胖或鹽分的過量攝取等生活環境也有密切的關係。高尿酸血症患者多半也是經常暴飲暴食的人，因而導致肥胖。同時，下酒菜通常也是含有大量鹽分的食物，結果造成食鹽攝取過多。基於這樣的背景，所以，高尿酸血症患者將近半數都有高血壓的毛病。

血壓高，不光是心臟或血管的疾病，也可能因為動脈硬化而併發其他的疾病。當動脈硬化進行時，有可能會出現腦中風、腦梗塞、狹心症、心肌梗塞等致命的疾病。

此外，高尿酸血症併發高血壓時，兩者都會導致腎功能減退，容易引起腎臟障礙。另外，高血壓也可能會引起高尿酸血症，所以，如果併發高血壓時，就可能會引起其他各種疾病。

日本高血壓學會治療指導方針（2000年）的分類

分　類	收縮壓		舒張壓
最優血壓	120未滿	而且	80未滿
正常血壓	130未滿	而且	85未滿
正常高值血壓	130～139	或者	85～89
輕症高血壓	140～159	或者	90～99
中等症高血壓	160～179	或者	100～109
重症高血壓	180以上	或者	110以上
收縮期高血壓	140以上	而且	90未滿

⊛高血壓的藥物也可能會造成高尿酸血症

高血壓患者會利用降壓利尿劑來治療，但是，這可能會引起高尿酸血症。降壓利尿劑中含有會使尿酸值上升的成分，結果，在治療高血壓時卻罹患了高尿酸血症。

何謂高血壓？

血壓是指加諸於血管壁的血流的壓力。當血壓較高時，心臟和血管的負擔較高，因此會成為動脈硬化或心臟病的原因。血壓值是顯示健康狀態的一個指標。

心臟會以一定的節律反覆進行收縮與擴張。而心臟對血管造成壓力時具有高低差。心臟收縮時，加諸於動脈血管壁的壓力稱為收縮壓（最高血壓），而心臟擴張時，殘留在血管內的壓力稱為舒張壓（最低血壓）。檢查時，則要測定這兩者的數值，兩者或是其中一者較高時，就可以診斷為高血壓。

高血壓與動脈硬化的關係

繼高血壓之後，因為動脈經常承受較高的壓力，為了對抗壓力，血管壁增厚。此外，動脈內側形成小傷，膽固醇等血中的成分會由傷口滲入，使得動脈變得脆弱。最後，血中的成分堆積在動脈內側，造成動脈內腔狹窄，引起動脈硬化。

一旦引起動脈硬化時，血液很難流動，心臟必須加諸更高的壓力送出血液。這時血壓就會變得更高，而動脈硬化又會使得高血壓變得更為嚴重，造成惡性循環。

高尿酸血症所引起的併發症 2

糖尿病——與高尿酸血症互有因果關係而發病

痛風患者多半是糖代謝異常的人，導致糖尿病發病。光是消除肥胖，就能夠預防痛風或糖尿病，因此首先要預防肥胖。

⊛脂肪攝取太多或運動不足是糖尿病的主要原因

糖尿病分為「胰島素依賴型糖尿病（一型糖尿病）」與「胰島素非依賴型糖尿病（二型糖尿病）」這兩大類，不過大部分都是胰島素非依賴型糖尿病。

胰島素非依賴型糖尿病患者大都原本就存在遺傳因素，再加上吃得太多、運動不足、肥胖等因素糾纏在一起而發病。

糖尿病、高尿酸血症與生活習慣息息相關，會互相影響，因為代謝異常而引起疾病。痛風患

容易患糖尿病的型態

①喜好油膩食物
②喜好甜食
③與20歲層相比，體重增加20%以上
④缺乏運動
⑤每天受壓力包圍
⑥飲食太快
⑦常常不覺飽腹
⑧常吃點心
⑨有個凸出的啤酒肚

者中，糖代謝異常（耐糖力異常）的人並不少。

⊛只要消除肥胖就能夠預防糖尿病

光是肥胖，就容易罹患糖尿病，而最大問題就是脂肪攝取太多。脂肪攝取過多

memo

何謂糖尿病

吃完東西之後，進入體內的醣類被分解為葡萄糖，由小腸吸收，經由血液，運送到肝臟或脂肪組織。因此，用餐後，血糖值會升高。而胰島素這種荷爾蒙，能夠讓血中的葡萄糖（血糖）由身體各組織的細胞吸收，幫助葡萄糖的利用，具有降血糖的作用。因此，通常在用餐二小時之後，血糖值就會恢復原狀。但是缺乏胰島素時或功能不良時，葡萄糖無法順暢的被處理掉，導致血糖值居高不下，這就是糖尿病。空腹時血中所含的葡萄糖量（血糖值）超過140mg/dl時，就可以診斷為糖尿病。

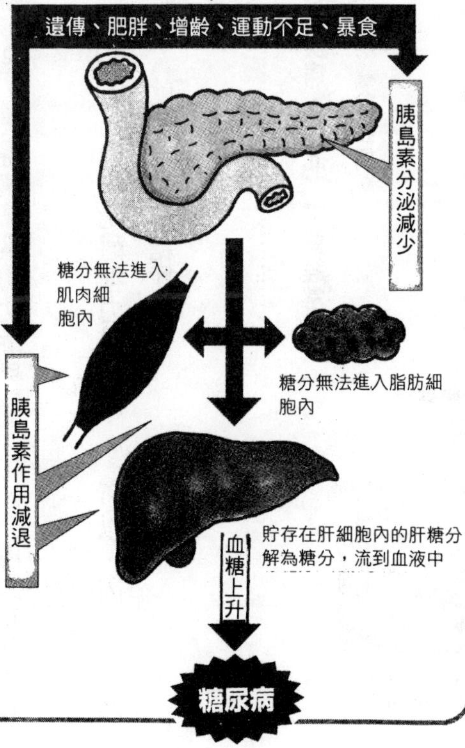

時，剩餘的脂肪就會成為熱量蓄積在內臟，抑制胰島素的作用。

此外，肥胖的人多半運動不足，使得胰島素的功能更為惡化，而導致糖代謝異常，造成糖尿病更為惡化。

因為肥胖而引起高尿酸血症的人，大都是耐糖力異常的人。所以，因為高尿酸血症而肥胖的人，只要消除肥胖，就能夠預防糖尿病。

胰島素依賴型糖尿病……………

幾乎沒有分泌胰島素而造成的疾病，因此，需要經常由體外補充胰島素。大都在十五歲之前就會發病。

胰島素非依賴型糖尿病……………

胰島素的分泌量比正常狀況更少，或是無法順利發揮作用而引起的糖尿病。特徵則是用餐後血糖值會急速上升，而且不容易下降。國人的糖尿病多半是屬於這一型。據說這和生活習慣有密切的關係。

痛風患者的糖尿病調查

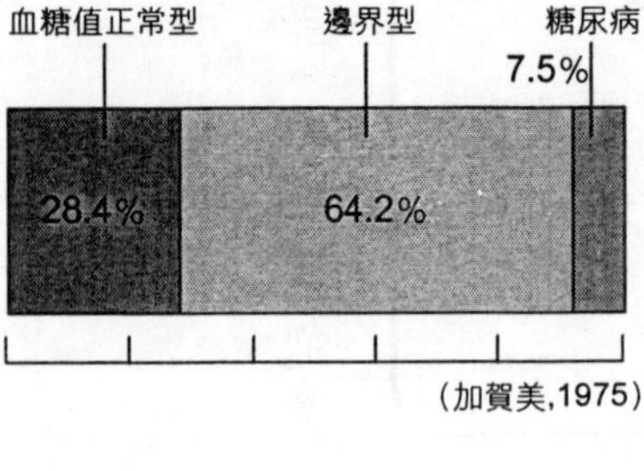

（加賀美,1975）

高尿酸血症所引起的併發症　3

高血脂症──變成中性脂肪值較高的肥胖型高尿酸血症

高尿酸血症患者大都是屬於中性脂肪較多的肥胖型。半數以上的人可能會併發容易引起動脈硬化的高血脂症。

⊛肥胖的高尿酸血症患者容易出現高血脂症

高血脂症是指血中的膽固醇或中性脂肪較多的狀態，這也是引起動脈硬化的原因之一。高尿酸血症的人，即使膽固醇正常，但多半中性脂肪較高，半數以上會併發高血脂症。

高血脂症與肥胖有密切的關係。九十％的肥胖者中性脂肪值較高。幾乎所有的肥胖者都會出現高血脂症。高尿酸血症的人之中，肥胖者較多，因此，併發高血脂症的例子也屢見不鮮。

⊛具有壞膽固醇較高的傾向

我們為了生存，需要熱量，但飲食過量，攝取太多的熱量，或運動不足導致熱量未消耗，就會成為脂肪蓄積在體內。

高血脂症則是指這個脂肪在血中增加過多的狀態，又分為膽固醇較高的狀態與中性脂肪較高的狀態。高尿酸血症的人則多半中性脂肪較高。

最近，膽固醇較高的人也增加了。與肥胖有關的膽固醇，不光是總膽固醇值而已，還要求取HDL膽固醇（好膽固醇）與LDL膽固醇（壞膽固醇）的平衡。有很多肥胖者其總膽固醇並不是很高，但是卻具有壞膽固醇增加、好膽固醇減少的傾向。

中性脂肪具有減少好膽固醇的性質。

此外，容易使血液凝固，引起

memo

膽固醇的檢查值

膽固醇的正常值是總膽固醇為120～220mg／dℓ、好（HDL）膽固醇為40～70mg／dℓ、壞（LDL）膽固醇為150mg／dℓ以下。脂質代謝異常，是指總膽固醇值較高的「高膽固醇血症」及壞膽固醇值較高的「高LDL膽固醇血症」，另外，還有中性脂肪值較高的「高中性脂肪血症」，這些都稱為高血脂症。

此外，即使血清脂質在標準值的範圍內，但是好膽固醇值較低時，可以診斷為「低HDL膽固醇血症」。

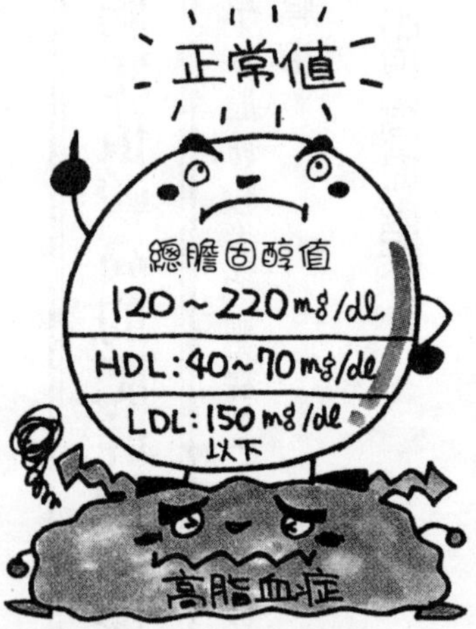

血栓症。肥胖的人因為中性脂肪較高，所以，容易引起高血脂症。因為高尿酸血症而肥胖的人，首先要解決肥胖的問題。

中性脂肪

我們所攝取的食物被分解、消化、吸收，一部分成為中性脂肪送到肝臟。中性脂肪會配合肌肉和組織的需要，成為熱量燃燒掉，但是，多餘的脂肪卻會蓄積在脂肪細胞內。

這個脂肪細胞，大量分布於皮膚下方與內臟周圍。那些積存在皮膚下的脂肪稱為皮下脂肪，積存在內臟周圍的脂肪稱為內臟脂肪。其數目一旦增加到超過正常範圍以上，就會變大而造成肥胖。

此外，中性脂肪不光是由脂質製造出來的，攝取過多的醣類或蛋白質，也能夠合成中性脂肪。因此，即使攝取完全沒有脂質的飲食，但只要熱量攝取過剩，也會合成中性脂肪，導致體脂肪增加。

高血脂症的標準值(mg/dl)：日本動脈硬化學會

血中脂質	正常範圍	邊界範圍	高脂血症
總膽固醇	200未滿	200～219	220以上
中性脂肪（三酸甘油酯）	—	—	150以上
HDL膽固醇	—	—	40未滿
LDL膽固醇	120未滿	120～139	140以上

動脈硬化也可能發展為重大疾病

雖然動脈硬化的原因之一是老化，但最大的原因卻是生活習慣病。高尿酸血症會促進動脈硬化，也可能會引起心肌梗塞、腦中風等致命的疾病。

⊛生活習慣病造成動脈硬化

高尿酸血症和高血壓、糖尿病、高血脂症有密切的關係。因此，一旦罹患高尿酸血症，就會促進動脈硬化。

動脈硬化是指血管壁的膽固醇積存，導致內腔狹窄，血管組織肥厚、血液很難流動的狀態。

動脈硬化是任何人隨著年齡增加都會出現的一種老化現象，但是，它也和生活習慣病有密切的關係。

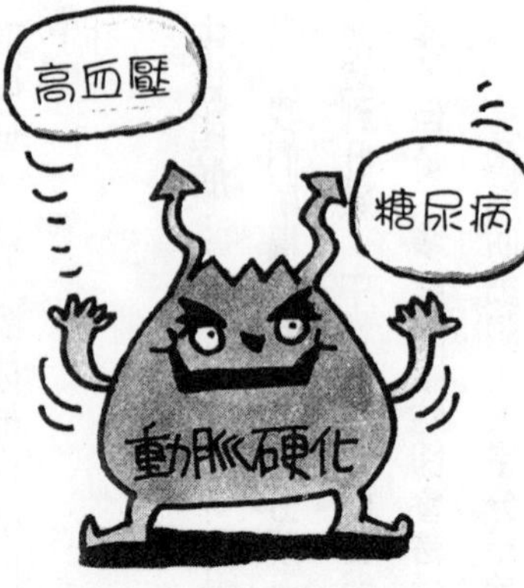

高血壓或糖尿病等生活習慣病都會引起動脈硬化

引起動脈硬化的危險因子的代表，就是高血

壓、糖尿病、高血脂症、肥胖等生活習慣病。

以高血壓為例，是經常給予動脈較高的壓力，動脈內側形成小傷，而膽固醇、中性脂肪等血中成分由傷口滲入，導致動脈變得脆弱。

糖尿病的情況則是持續出現高血糖狀態，血管壁受損，同時血液中的脂質代謝不良而促進動脈硬化。

生活習慣病會引起動脈硬化，而動脈硬化又會導致疾病惡化，造成惡性循環。

★高尿酸血症患者擁有複數的動脈硬化危險因子

高尿酸血症的人之中，將近半數都有高血壓、高血脂症、糖尿病等的生活習慣病。而且不光是一種，甚至同時存在二、三種危險因子。

而且生活習慣病越多，就越容易促進動脈硬化。

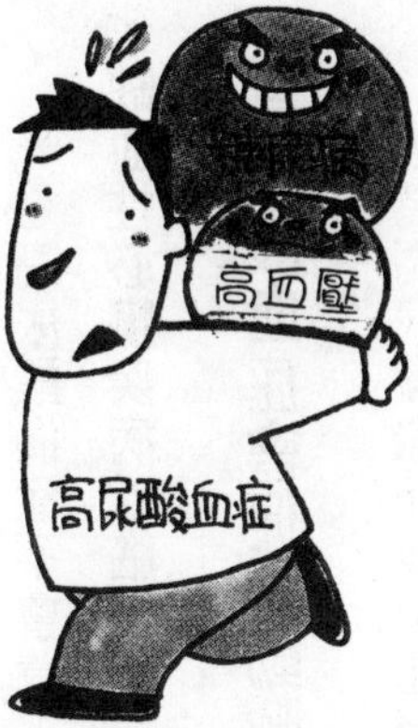

半數的高尿酸血症患者都同時擁有其他的生活習慣病

動脈硬化沒有自覺症狀，等到發現時，多半症狀已經十分的嚴重。血栓（血塊）突然阻塞血管，甚至引起腦中風、腦梗塞、狹心症、心肌梗塞等致命的症狀。

光是高尿酸血症不會置人於死地，但是，因為併發症而引起動脈硬化時，會導致缺血性心臟疾病或腦血管障礙。

⊛高尿酸血症會促進動脈硬化，甚至造成死亡

因為高尿酸血症而引起痛風的人，壽命比健康的人少了十年。以前佔死因比重

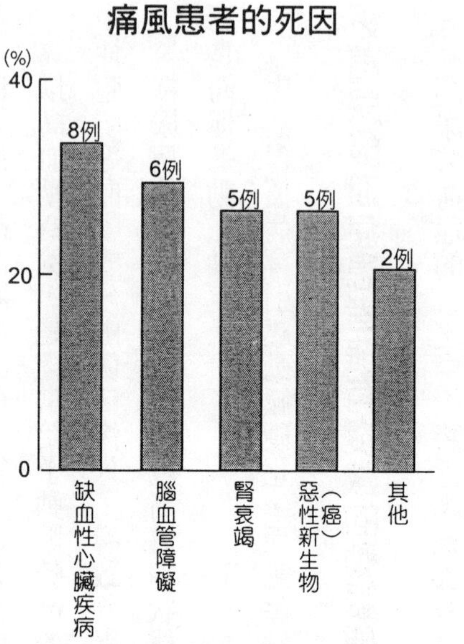

（根據東京慈惠會醫科大學第二內科的調查）

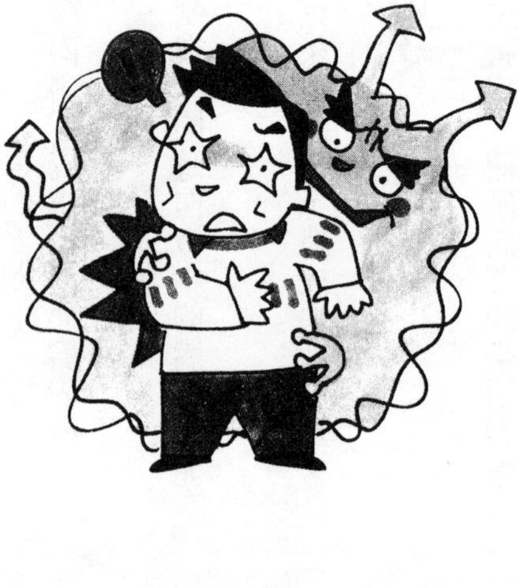

較大的尿毒症，因為確立了有效的治療法而減少了。但是，因為動脈硬化造成腦與心臟的血管出現毛病而致死的例子卻增加了。

高尿酸血症的併發症互為因果關係而發病，這也會導致症狀惡化。因此，要早期發現高尿酸值並及早接受治療，藉此才能夠預防各種的併發症。就算沒有出現症狀，也不能放任不管。

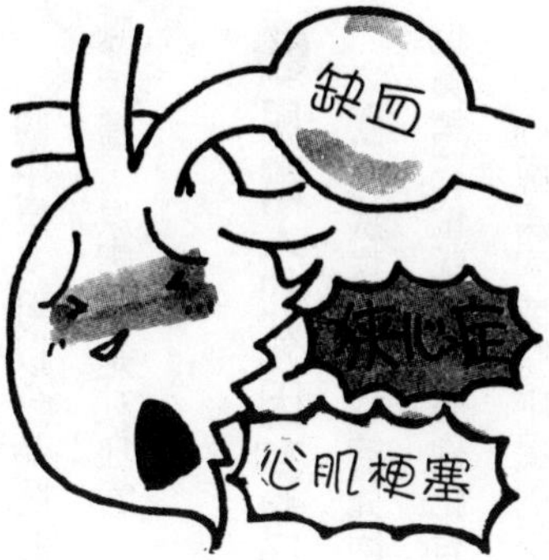

缺血性心臟疾病……………………

缺血是指冠狀動脈狹窄造成冠攣縮（血管異常收縮、變細），因為血栓等而導致內腔狹窄，心肌無法得到必要的血液供給的狀態。

因為這些原因所引起的狹心症或心肌梗塞等心臟病，就稱為缺血性心臟疾病。原因幾乎都是動脈硬化。

腦的血管障礙……………………

腦的血管出現動脈硬化而阻塞時，就會引起血管障礙。

腦的血管障礙稱為「腦中風」，突然意識昏迷而倒下，是突然發生的疾病。

腦中風又可以分為腦溢血、腦梗塞（腦血栓、腦塞栓）、蛛網膜下出血等。但是不論是哪一種，原因都是在血管，所以，總稱為腦的血管障礙。

與國人的死因有密切關係的動脈硬化

國人疾病所造成的死因，第一位是癌症，第二位是心臟疾病，第三位是腦中風，而第二位與第三位都與動脈硬化有密切的關係。

心臟疾病或腦中風的根源就是動脈硬化。所有的生活習慣病，都會成為動脈硬化的原因。

COLUMN

各種危險因子糾纏在一起引發缺血性心臟疾病的死亡四重奏

疾病結合在一起，引起各種疾病

高胰島素血症、高血壓、高血脂症、糖尿病本身不會導致死亡，但是，這些疾病互為因果關係而發病，同時出現這些疾病時，會促進動脈硬化，容易引起缺血性心臟疾病。

血中的胰島素濃度較高時，就會成為高胰島素血症。高胰島素血症是指胰島素的分泌非常高的狀態。當這個症狀持續進行時，血壓就會上升。

此外，罹患高胰島素血症時，就會引起高血脂症或動脈硬化。因為一種疾病而引起另外一種疾病，繼而引發各種疾病，最後結合起來

高尿酸血症與糖、脂質代謝的關係圖

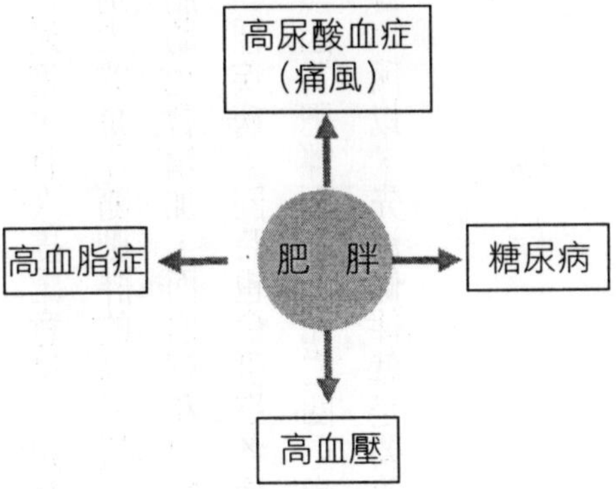

爆發生成一種疾病，就稱為「死亡四重奏」。

最近，有人提出意見，認為這個死亡四重奏應該也包含高尿酸血症在內。問題特別大的是伴隨肥胖的高尿酸血症。當肥胖持續進行時，不光是尿酸值會上升，中性脂肪也會增加，而血壓和血糖值也會上升。伴隨肥胖的高尿酸血症，不只是會引起一種疾病，同時也會併發各種疾病。

因為肥胖而引起死亡四重奏時，如果不解決肥胖問題，就絕對無法杜絕疾病的根源。所以，先決條件就是要改善成為肥胖原因的生活習慣。

容易和痛風混淆的疾病

正確診斷及接受適當的治療很重要。即使擁有類似痛風的症狀，但是，有些疾病的治療法與痛風治療完全不同，不要自行判斷，一定要接受專科醫師的診斷。

痛風會產生強烈的關節炎症狀，但是，有些疾病也擁有類似的症狀，因此，容易和痛風混淆。

慢性關節風濕

★部分的關節疼痛，女性較容易發生

最容易和痛風混淆的，就是慢性關節風濕。痛風是因為尿酸而引起的，但是，風濕的原因不明。痛風和風濕都是關節疼痛的疾病，兩者具有會生成皮下結節的共通點，但症狀卻有很大的差異。

首先是痛風患者多半是男性，風濕患者則大部分是女性。

其次，痛風是只有腳的拇趾關節，亦即只有一處的關節會疼痛，而風濕則是幾處關節同時或慢慢的開始疼痛。而且經常都是左右對稱性的疼痛。疼痛本身並不像痛風那麼強烈。

此外，痛風的疼痛一週內就會消失，而風濕的疼痛則是緩慢的出現疼痛，但是疼痛不易消失。最初是手指、關節、膝關節開始疼痛，然後擴散到全身。

變形性關節症

⊛關節腫脹，膝積水

從四十～五十幾歲開始慢慢進行，是因為老化而引起的疾病。由於關節軟骨的水分減少耗損，而在其下方的骨變形而造成的。

症狀會出現在膝關節、股關節、手指的關節處。雖然疼痛不像痛風那麼強烈，但是，卻不會自然消失。

變形性脊椎症

★腳拇趾偶爾會發麻

因為脊椎骨或椎間盤的老化而失去彈性、感覺疼痛的疾病。會出現肩膀酸痛、枕部疼痛、手臂發麻及疼痛、握力減弱等症狀。

如果症狀出現在腰椎，則腳拇趾會產生不適感及發麻感，結果就會誤以為是痛風。

偽痛風（關節軟骨鈣化症）

★結晶物質與痛風完全不同

偽痛風是指關節炎的發生方式和痛風發作非常的類似。痛風的原因是尿酸鹽結晶，而偽痛風則是焦磷酸鈣這個物質的結晶積存在關節而引起偽痛風。通常六十歲以後發病，在膝、股關節、腳踝等大關節發生。特徵則是觀察X光片時，會發現軟骨的鈣化。

拇趾外翻症

⊛拇趾的根部疼痛，以女性較多見

這是經常穿高跟鞋的女性容易出現的疾病。腳拇趾的外側變形，相當於腳拇趾根部部分的關節包（裝有黏液的袋子）發炎。

因為腳拇趾疼痛，所以，會誤以為是痛風。但是，拇趾外翻幾乎是女性才會出現的現象，能夠藉此來區別症狀。

化膿性關節炎

⊛突然引起發炎症狀，疼痛持續時間較長

因為葡萄球菌、結核菌、大腸菌等而引起的關節炎。由於受傷或發炎性疾病，使得細菌進入關節，腳拇趾根部的關節或腳踝、膝等處發炎，因為突然出現發炎症

狀，所以很難和痛風發作加以區別。

此外，和痛風同樣的，關節周圍也會紅腫。但是，若為化膿性關節炎，則發炎症狀屬於慢性，而且發作時間拖得較久，這是其特徵。

痛風……

尿酸鹽生成針狀結晶，整體腫脹。

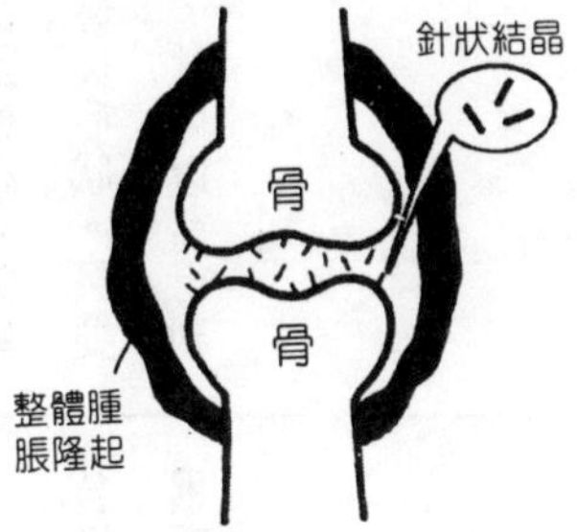

變形性關節症……

因為老化而引起。此外，關節承受負擔的人，也容易出現骨的變形。

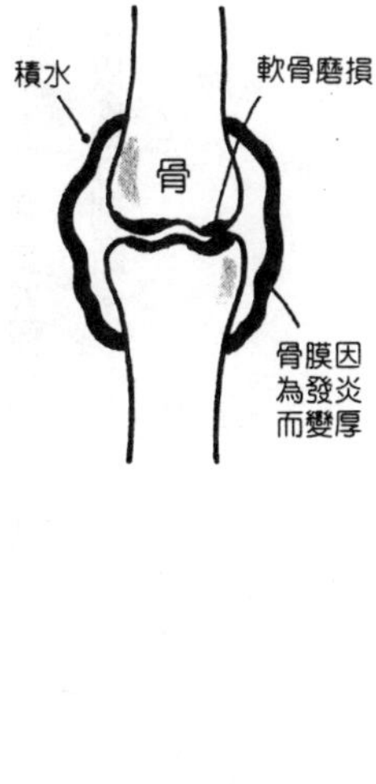

偽痛風……

焦磷酸鈣蓄積在關節軟骨而引起的發炎症狀。只要調查關節液，就可以進行判斷。

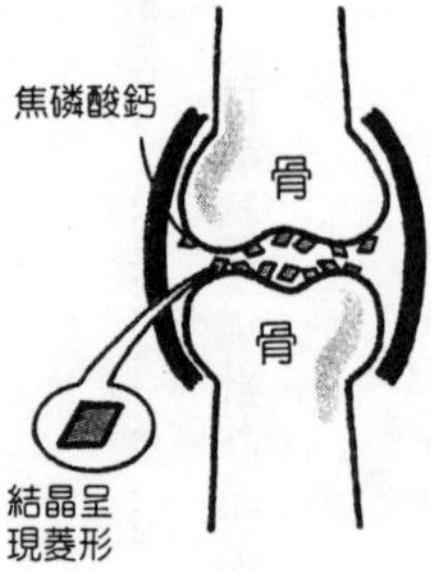

拇趾外翻症……

經常穿著會對腳趾造成負擔的鞋子等，引起腳拇趾根部的發炎症狀。

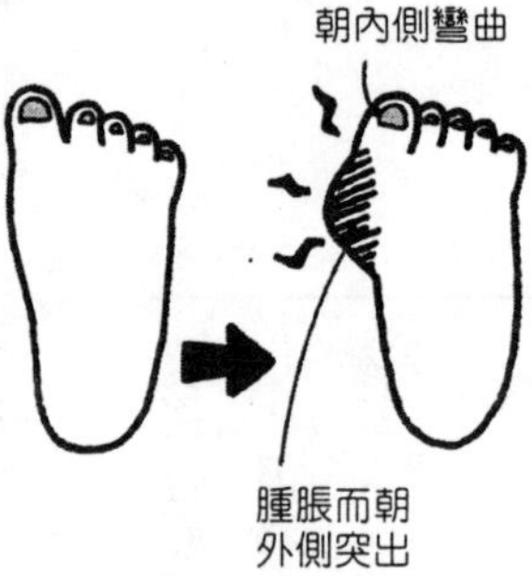

化膿性關節炎……

細菌進入關節而引起的症狀。只要調查關節液，就可以進行判斷。

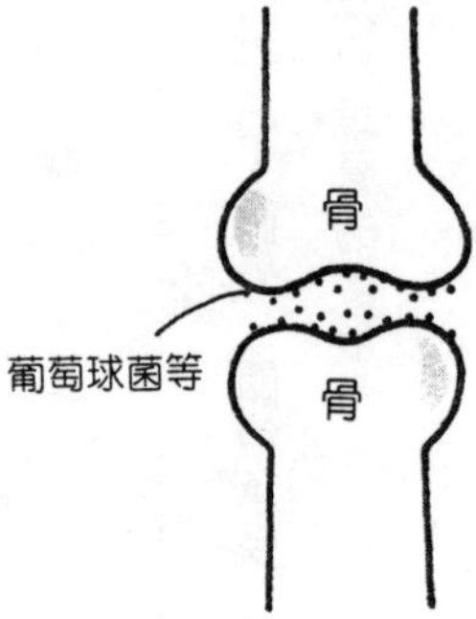

第3章

為什麼會變成「尿酸值較高」呢？

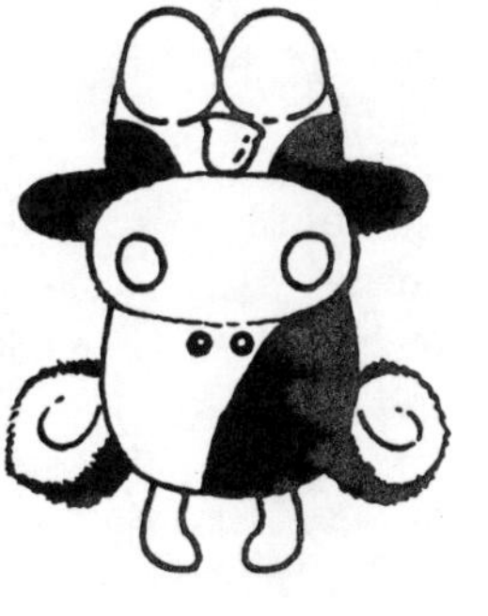

三十～五十歲層的男性要注意

其他生活習慣病的罹患率並沒有什麼男女之差，但是，高尿酸血症以男性較容易發病。患者多為三十～五十歲層。而女性停經後發病的例子也大為增加。

關於男性罹患高尿酸血症的頻率

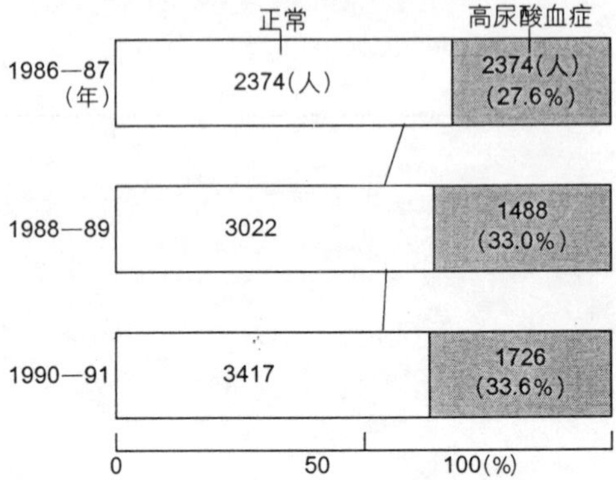

（東京慈惠會醫科大學全身檢查的結果）

★痛風以男性較多見，原因在於荷爾蒙

高尿酸血症的人之中，十人中有一人罹患痛風，其中九十五％以上為男性。

高尿酸血症的特徵之一，就是男性患者較多、女性較少，其原因就在於女性的尿酸值平均比男性低了十～二十％。因為女性荷爾蒙會使尿酸從體內被排泄掉，所以，女性不易罹患高尿酸血症。

★三十歲～五十歲的男性較容易罹患痛風

男性高尿酸血症的發病年齡以三十～五十歲層為主，而且這個年齡有逐年降低的傾向。最近甚至出現十歲層發病的例子，不過通常在青春期之前不會發病。

男性的尿酸值在青春期時突然急遽上升，到達顛峰，然後沒什麼大變化，到了老年期則稍微下降。

過了青春期以後，吃得過多或飲酒過多，或由於某種原因，尿酸值會更為上升，所以三十～五十歲層罹患高尿酸血症的例子大為增加。

另外，過了七十歲之後，尿酸在體內生成的量減少，因此，尿酸值會稍微下降。

女性不會因為年齡而影響尿酸值的增減，停經後，尿酸值會上升到接近男性的數值。

停經前的女性不會出現高尿酸血症，但是停

伴隨增齡的血清尿酸值的變化

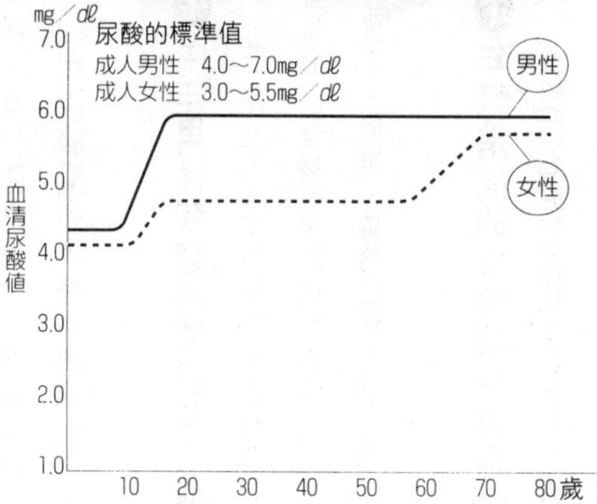

經後，女性激素的分泌減少，結果就會和男性一樣容易罹患高尿酸血症。

女性痛風多半是在停經期後出現，理由就在於此。

❗中年男性較容易罹患高尿酸血症的理由

三十～五十歲的男性正值壯年期，在工作方面充滿幹勁，食慾旺盛，經常交際應酬而大量飲酒。容易罹患高尿酸血症的人，就是屬於這一型的人。看到檢查值稍微出現異常，也一笑置之。但是，持續這種生活習慣，有可能會突然引起痛風發作。

❗年輕消瘦的女性罹患高尿酸血症的例子增加

女性的高尿酸血症患者多半是在停經後才發病。年輕時期出現高尿酸血症，通常是因為罹患其他的疾病或藥劑所造成的。而造成女性發病原因的藥劑，則以利尿劑為主。

利尿劑被用來當成高血壓的藥劑，但是，年輕女性為了消除浮腫或改善肥胖，也會使用高血壓藥，結果成為引起高尿酸血症的原因。此外，勉強減肥導致女性荷爾蒙平衡失調，尿酸無法順暢排泄，也容易罹患高尿酸血症。基於這個理由，消瘦的年輕女性罹患高尿酸血症的例子也增加了。

高尿酸血症會遺傳嗎？

父母的尿酸值較高，而子女的尿酸值也較高的例子屢見不鮮，因此，有人認為「高尿酸血症會遺傳」。但是，真正原因在於飲食習慣與生活方式類似的緣故。

★因為遺傳而引起的高尿酸血症並不多

在歐美，甚至確認存在高尿酸血症的家族歷遺傳。不過，在國內因為遺傳因素而發病的例子不到一成。其中特殊疾病則是——**雷修・奈漢症候群**（遺傳性酵素異常病）。這個疾病是因為控制尿酸、使其不會過剩生產的調節構造酵素先天異常所造成的，因此，會引起尿酸生產過剩型的痛風。而雷修・奈漢症是母親傳給兒子，只有男性才會發病。

像這種明顯的具有遺傳性的特殊型態十分罕見。一般所說的遺傳，幾乎都是「多因子遺傳」型。

⊛複數的基因糾纏在一起而發病

所謂多因子遺傳，是指所擁有的容易罹患疾病的基因不只一個，而是很多個複雜糾纏在一起而引起疾病。簡言之，就是一種體質。只是多因子遺傳並不會發病，必須再加上環境因子才會發病。

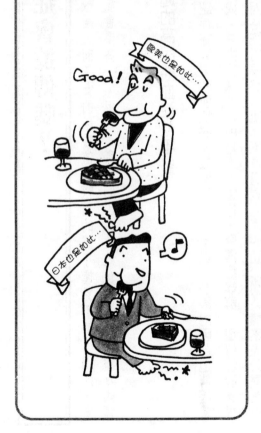

memo

高尿酸血症患者較多的國家

高尿酸血症是在歐美較多見的疾病。但是隨著國人飲食生活的歐美化之後，國內患者也有增加的趨勢。不過，同樣攝取大量脂肪的格陵蘭的愛斯基摩人，卻甚少出現高尿酸血症患者。而同樣在日本，也依地區的不同，有些地方高尿酸血症患者較多，有些地方則較少。

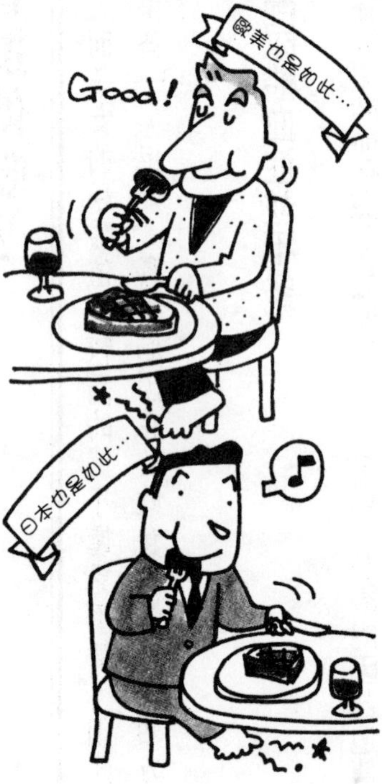

環境因子包括飲食生活或生活習慣等。一般而言，家人多半擁有相同的習慣，父母較胖時，通常子女也較胖。亦即只要環境相同，則家人幾乎都會擁有類似的體型。

基於這樣的理由，所以很多人認為高尿酸血症會遺傳。另一方面，即使存在多因子遺傳，然而只要孩子不是和父母擁有相同的生活習慣，那麼，孩子未必會罹患高尿酸血症。

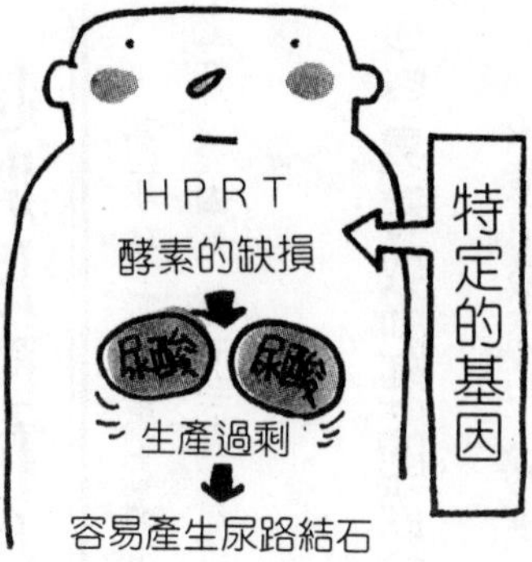
特定的基因
HPRT
酵素的缺損
尿酸
尿酸
生產過剩
容易產生尿路結石

雷修・奈漢症候群……是由發現這個疾病的醫師名字加以命名的疾病。是指控制尿酸調節構造的HPRT這種酵素缺損或活性較低而過剩生產尿酸的疾病。由於排泄到尿中的尿酸量增加，所以容易罹患尿路結石。HPRT酵素缺損的形式，是因為性聯隱性遺傳型而由母親傳給兒子。

越胖尿酸值越容易上升

高尿酸血症患者多半身材肥胖。肥胖者所追求的飲食生活容易使尿酸值上升。因為肥胖而使尿酸排泄不良，結果又會造成尿酸值上升，造成惡性循環。

⊛容易導致肥胖的飲食生活會使尿酸值上升

尿酸值較高的人多半是肥胖的人。肥胖的人體重增加越多，則尿酸值越高。肥胖者尿酸值較高的原因，就在於飲食生活。肥胖者喜歡吃肉類或油膩的食物等高熱量的飲食。

這些動物性脂肪或蛋白質攝取過多，會使尿酸的根源物質嘌呤體在體內增加。而與其說從食物中攝取嘌呤體，還不如說在體內製造出來的嘌呤體對於尿酸所造成的影響更大。此外，前面已經說過，肥胖的人因為高胰島素血症等，結果，腎臟排泄尿酸的能力也會減退。

★大量流汗使得尿酸不易溶解

肥胖者容易流汗，這也是導致尿酸值上升的原因。尿酸不會排泄到汗中，大部分是隨著尿液排泄到體外。但是大量流汗後，體液量減少，相對的尿酸濃度上升。

memo

吃得太快、吃得太多的人要注意

因為高尿酸血症而引起痛風發作的人，多半擁有共通型態的飲食行動，也就是吃得太快且吃得太多。吃太快、吃太多，不只會造成肥胖，同時就好像車子拚命踩油門加速奔馳一樣，會大量消耗掉汽油。吃太快、吃太多也會大量消耗掉身體的熱量，製造出大量的尿酸來。因此，擁有這種飲食行動型態的人要注意。

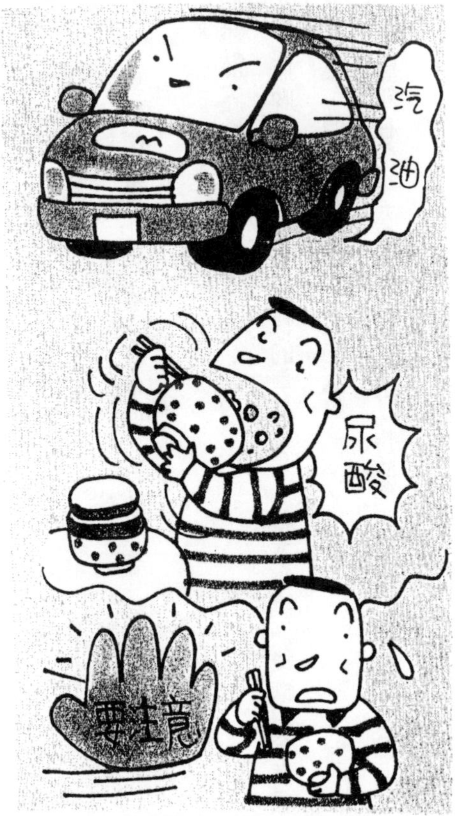

流汗之後，尿量減少，尿變濃而呈現酸性，使得尿酸變得更不容易溶解。

大量流汗，容易引起痛風發作。夏天運動之後或洗三溫暖大量流汗之後，尿酸值會急劇上升。

不只是流汗，因為下痢或宿醉等而出現脫水狀態時，尿酸值也會上升。

❗洗三溫暖後喝啤酒雖然痛快，但是……

洗完三溫暖大量流汗後喝瓶啤酒，的確是很痛快的事。但是，在大量流汗後飲用含有很多嘌呤體的啤酒，因為增強效果，體內會製造出大量的尿酸。

不光是洗三溫暖，包括運動等在內，大量流汗後，為了預防痛風發作，嚴格禁止飲酒。

❗只要消除肥胖就能夠降低尿酸值

肥胖容易導致高尿酸血症，同時也容易罹患其他的生活習慣病。光是解決肥胖的問題，就能夠預防疾病，同時使尿酸值下降。

COLUMN

肥胖的定義

肥胖不只會引起高尿酸血症，同時也和各種生活習慣病有密切的關係。一旦肥胖後，造成併發症的危險性的確會提高，所以，要先確認自己是否過胖。

由身高、體重求得BMI以了解肥胖度

要調查是否肥胖，有幾種方法，一般是從身高、體重計算出肥胖度，亦即利用BMI（體格指數）計算出來。

BMI是指身體質量指數（Body Mass Index），為國際通用的體格指數。也就是體重（kg）除以身高（m）的二次方，所求得的數值。

BMI為22左右的人，是最不

BMI
||
體重(kg)÷身高(m)÷身高(m)

BMI	肥胖度
18.5未滿	低體重
18.5以上25未滿	普通體重
25以上30未滿	肥胖1度
30以上35未滿	肥胖2度
35以上40未滿	肥胖3度
40以上	肥胖4度

（日本肥胖學會）

容易罹患疾病的人。因此，22是BMI指數的理想值。18・5以上而不到25則為普通體重。肥胖是指數值為25以上。數值越大，肥胖度越高。

使用BMI的標準值「22」，就可以算出自己的理想體重。亦即身高（m）×身高（m）×22＝理想體重。對自己而言，理想體重是最健康的體重。如果超過，則要想辦法讓自己接近理想體重。

體脂肪率高於正常值就算是肥胖

肥胖是指多餘的脂肪蓄積在體內的狀態，是藉著體脂肪率（脂肪組織所佔的比率）來加以判定。體脂肪率則是脂肪重量除以體重的比率（％）。最近，可以藉由家庭用的體脂肪計而輕易的測定出來。體脂肪率越高，表示體內脂肪所佔的比率越高。體脂肪率比正常值超出很多的狀態，就是肥胖。利用體脂肪率來判定肥胖時，男性超過二十五％以上、女性超過三十％以上，就算是肥胖。

肥胖包括「蘋果型」與「洋梨型」二種形態

依脂肪蓄積方式的不同，肥胖大致分為二種形態。根據體型可以區分為「蘋果型肥胖」和「洋梨型肥胖」。

年輕女性較容易出現「洋梨型肥胖」，亦即臀部及大腿等下半身附著脂肪。這是因為女性荷爾蒙的關係，也就是女性為懷孕、生產做準備而形成的自然現象。除了皮下脂肪過多的情況之外，否則不需要減重。

而中高年齡層較多見的，則是上半身、尤其是腹部周圍有脂肪附著的「蘋果型肥胖」。男性則是出現腹部突出的啤酒肚體型。女性過了更年期之後，也會出現這種體型。

利用體脂肪率來判定肥胖

	體脂肪率	
	正常範圍	肥胖
成人男性	15～20%	25%以上
成人女性	20～25%	30%以上

「蘋果型肥胖」又可以區分為腹部周圍有脂肪附著的「內臟脂肪型肥胖」，以及腹部周圍的皮下脂肪附著較多的「皮下脂肪型肥胖」。

而與生活習慣病有密切關係的，則是「內臟脂肪型肥胖」。

內臟周圍的脂肪會直接進入肝臟，影響代謝，成為疾病的原因。因此，內臟脂肪型肥胖的人，需要藉由減肥來減少脂肪。

嘌呤體含量較多的食品不要攝取太多

嘌呤體不只是在體內製造，同時也存在於各種食品中，食用過量，會使尿酸值上升。肉類雖然是高脂肪食品，但是，魚類也不能攝取太多。

⊛魚卵或內臟中含有較多的嘌呤體

從食物中攝取的嘌呤體，比起在體內製造的嘌呤體少了許多，但是，檢查高尿酸血症患者的飲食生活，會發現有經常攝取嘌呤體含量較多的食品的傾向。

很多人認為只有像肉類等高熱量食品中才含有嘌呤體，其實不然。嘌呤體含量較多的食品，包括魚卵、動物的內臟，也就是所謂的珍饈佳餚。最近因為美食旋風，飲食生活多樣化，很多人都追求珍饈佳餚。

此外，這類食品也是討喜的下酒菜。喝酒又攝取這些珍饈佳餚，結果就會喝下更多的酒。攝取含有嘌呤體的食品和酒，就會產生強化效果，導致尿酸值上升。

⊛高湯中也含有嘌呤體

不光是珍饈佳餚中含有嘌呤體，魚類中也有很多會使尿酸值上升的食品，尤其像鰹魚、沙丁魚、蝦、花枝、魚乾等，都含有大量的嘌呤體。

此外，尿酸根源的嘌呤體也具有溶於水中的性質，所以，就算想要遠離含有嘌呤體的食品，但是，因為調理法的緣故，煮汁或湯中也含有嘌呤體。例如，利用小魚乾或柴魚片熬煮的高湯，或是熬豬骨湯，以及加入牡蠣、內臟的火鍋湯汁中，都含有很多的嘌呤體。嘌呤體就是所謂的「鮮味」成分，不宜攝取太多。

光是吃含有嘌呤體的食品，並不是使尿酸值上升的原因，但是食用過量，的確會導致尿酸值上升。

嘌呤體含量較多的食品（單位mg／100g）	
小魚乾	339.6
柴魚片	212.5
乾香菇	186.1
雞肝	147.6
沙丁魚乾	135.9
豬肝	128.2
明蝦	112.3
竹筴魚(鹽醃製品、魚乾)	108.9
牛肝	101.8
遠東沙腦魚	93.9
秋刀魚乾	92.5
鰹魚	90.3
斑節蝦	85.8
大豆	84.0
牛心	81.8
魷魚乾	81.3
虹鱒	80.1
牡蠣	80.0
竹筴魚	72.4
生秋刀魚	68.0
蚋仔	67.3
鮪魚	67.2
雞胸肉	67.1
文鰩魚	66.2
雞胗	66.0
青蝦	64.8
松葉蟹	62.8
泥鰍	61.3
鯡魚	61.2
雞翅	60.5
鯡魚	60.1

(資料：松本美和子、青柳康夫、菅原龍幸「營養與糧食」30 155[1977]
篠田隆子、青柳康夫、菅原龍幸「營養與糧食」34 153[1981]．35 103[1982]

❗嘌呤體含量較多的食品不宜吃太多

嘌呤體存在於各種的食品中，不光是魚或肉，像蔬菜等的細胞成分中也含有嘌呤體。不過，罹患高尿酸血症，與其說是由體外攝取食品中所含的嘌呤體，還不如說體內所製造出來的嘌呤體才會造成嚴重的問題。即使嚴格的限制飲食，盡量的不攝取嘌呤體，但是，尿酸值也只會降低一～二mg／dℓ左右。過於嚴格的限制，容易導致營養偏差。因此，只要避免大量攝取含有嘌呤體的食品即可。

❗嘌呤體含量較少的食品

雞蛋、牛奶、加工乾酪、咖啡、小黃瓜、高麗菜、胡蘿蔔、水果中幾乎不含嘌呤體。此外，鹹鮭魚子、乾青魚子、精白米、烤魚飯、光蓋庫恩菇、維也納等食品，一〇〇g中只含二十mg以下的嘌呤體。

酒菜的嘌呤體含量

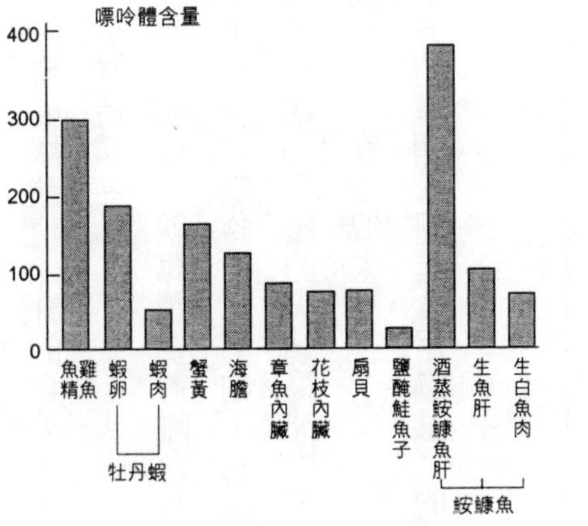

（根據帝京大學醫學部第二內科調查）

酒會導致尿酸值上升

酒會在體內製造大量的尿酸，同時降低尿酸的排泄力。尤其喝太多含有較多嘌呤體的啤酒，會成為痛風發作的原因，要注意。

⊛酒是體內蓄積尿酸的根源

痛風患者多半喜歡喝酒，尤其啤酒中含有很多嘌呤體，會使尿酸值上升。

嘌呤體含量較多的酒類，依序為啤酒、清酒、葡萄酒等釀造酒，而威士忌或燒酒等的蒸餾酒含量較少。

但是，即使嘌呤體的含量較少，也不能夠喝太多。因為酒本身就具有使尿酸值上升的作用。

酒中所含的乙醇，在體內製造出大量尿酸

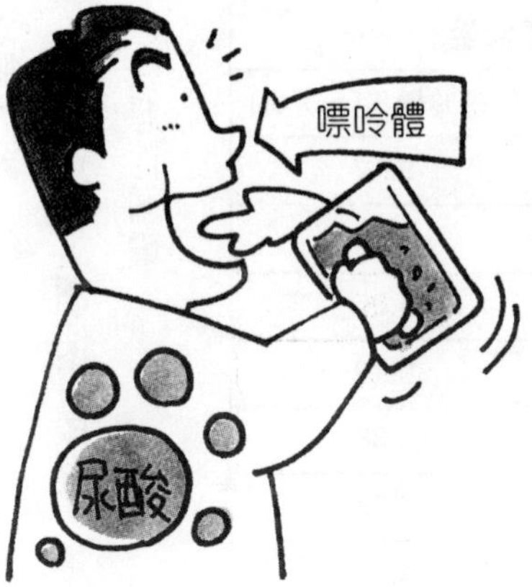

啤酒中含有大量的嘌呤體

的同時，也會使得腎臟排泄尿酸的功能下降。此外，乙醇本身的熱量很高，也會導致肥胖。

像這樣，酒使得尿酸大量蓄積在體內，而尿酸又不易排泄掉，結果引起肥胖，造成惡性循環。

酒類中的嘌呤體含量	
	總嘌呤體量(mg／dℓ)
啤酒　S公司	5.12
E公司	6.86
K公司	4.35
頂級威士忌　S公司	0.12
ＶＳＯＰ白蘭地　S公司	0.38
25％度燒酒	0.03
清酒１級	1.21
葡萄酒	0.39

（根據帝京大學醫學部第2內科調查）

⊛每天喝酒的人較容易罹患痛風

每天喝酒的人，尿酸值容易上升。

習慣每天喝酒的人，肝臟的酵素會增加，尿酸的上升度增強，一直保持在較高的狀態下。

光是如此，就容易引起痛風發作。痛風患者幾乎都是愛喝酒的人，而且大量飲酒後的第二天發作，這種例子屢見不鮮。

蒸餾酒的嘌呤體比釀造酒更少

蒸餾酒是指發酵之後的酒經過蒸餾而提高酒精度的酒，包括威士忌、白蘭地及燒酒等。釀造酒則是指只經過發酵的酒，包括啤酒、清酒、葡萄酒等。釀造酒的嘌呤體含量較多，而蒸餾酒的含量較少。但若只是考慮到酒本身的作用，則兩者都具有提高尿酸值的共通點。

夏天和年初、年終較容易出現痛風發作

在啤酒消費量較大的夏天和年初、年終較容易出現痛風發作。不論喝哪一種酒，都會提高尿酸值。啤酒中含有大量的嘌呤體，因此，更容易成為引起痛風發作的關鍵。

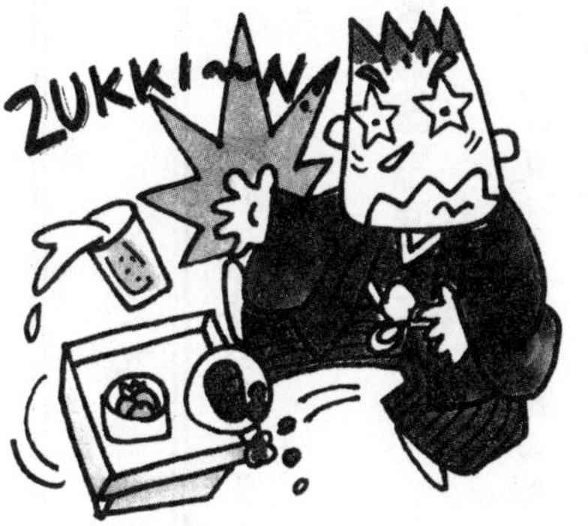

壓力會導致痛風發作

蓄積壓力時，尿酸值會上升，同時也容易引起痛風發作。尤其承受工作壓力及充滿幹勁的上班族或擔任管理職的人更要注意。

⊛承受壓力時尿酸值會急速上升

現代社會充斥著壓力。壓力是我們的身體對抗侵害的一種防禦反應，但是，一旦承受壓力時，尿酸值就會上升。工作忙碌，壓力蓄積，或是過度疲勞時，會導致尿酸值上升，同時也容易引起痛風發作。

壓力會導致尿酸值上升的原因，目前不明。不過，容易承受壓力的壯年期的人或擔任管理職的人較容易罹患痛風。因此，壓力和尿酸值具有密切的關係。

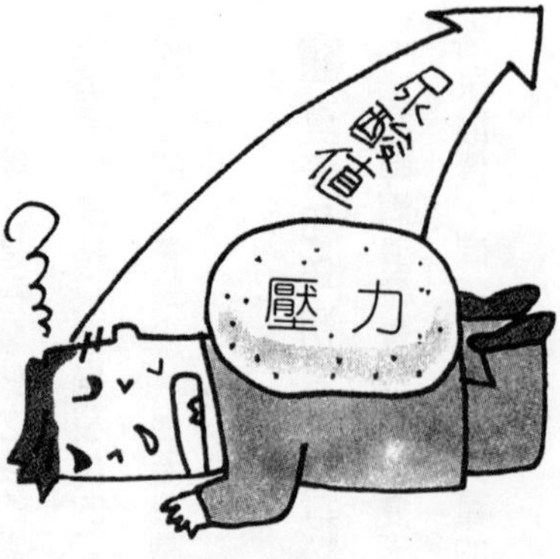

壓力使得尿酸值急速上升

⊛因為荷爾蒙的分泌而使血管收縮，引起痛風

以高血壓為例，一旦承受壓力時，交感神經活絡，**腎上腺素**和降腎上腺素的分泌增加，使血壓上升。尿酸值的情形亦同，當我們承受壓力時，荷爾蒙的分泌增加，腎臟血管收縮導致尿量減少，排泄尿酸的功能減退，所以尿酸值會上升。

雖然對於壓力的感受因人而各有不同，但是精神緊張、壓力蓄積時，尿酸值也會居高不下。

在壓力蓄積的狀態下暴飲暴食，也容易引起痛風發作。當工作忙碌且持續交際應酬時，那就要注意了。一定要逐一去除會引起發作的關鍵。

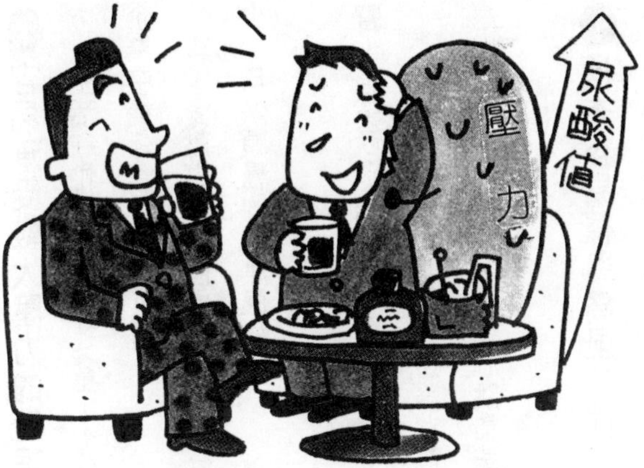

工作忙碌且持續交際應酬時要注意

❗容易承受較大壓力的管理階層人士要注意

生活在忙碌的現代社會中，或多或少都會承受壓力。其中特別容易承受壓力的，就是在企業中擔任管理職的人員。

承受壓力時，體內腎上腺所分泌的腎上腺素荷爾蒙的量會增加，造成血管收縮，尿量減少，無法順暢的排泄尿酸。

腎上腺素……………………………………

由在腎臟旁邊的內分泌器官腎上腺所分泌出來的一種激素。會使平滑肌或心肌收縮、弛緩，引起血壓上升，促進心跳加速，使瞳孔放大，汗毛直豎。

❗檢查容易罹患痛風的性格

很多痛風患者都具有共通的性格特徵。符合以下事項的人，就必須要注意了。

☆個性積極　☆自我主張強烈　☆責任感強

☆具有行動力　☆充滿幹勁　☆有能力

☆有領導力　☆富於攻擊性

避免突然從事劇烈的運動

想要預防生活習慣病，運動是不可或缺的，但並非任何運動皆宜。有些運動反而會使尿酸值上升。強烈活動肌肉或需要爆發力的運動要注意。

⊛劇烈的運動會使尿酸值上升二倍

想要藉著運動減肥來降低尿酸值，結果反而突然出現痛風發作，這種例子時有所聞。平常不運動的人突然進行劇烈的運動，尿酸值將會急速上升。食量很大的相撲選手當然另當別論，不過肌肉壯碩、從事劇烈運動的職業運動選手，也有不少人有痛風發作的苦惱。

⊛劇烈活動的無氧運動是高尿酸血症的大敵

運動分為無氧運動和有氧運動二種。無氧運動包括短跑或在健身房藉由訓練機器等，短時間激烈的使用肌肉、進行需要爆發力的運動。無氧運動因為運動過於激烈，因此，會累到用肩膀喘氣，而且因為進行強化部分肌肉的活動，結果加重肌肉的負擔。

有氧運動包括慢跑、游泳、有氧舞蹈等。在運動中，一邊吸入大量的氧，一邊燃燒脂肪。亦即是能夠面帶微笑的與他人交談的運動強度，不會對心臟和肌肉造成負擔。

二種運動中，無氧運動會使尿酸值上升。無氧運動會因過度的使用肌肉，導致尿酸過剩生產，同時乳酸蓄積在體內，降低尿酸的排泄能力，使得尿酸值不斷的上升。而有氧運動則不會造成尿酸值上升。

但是，如果有氧運動的運動強度增加，累到需要用肩膀喘氣，亦即在運動中混合包含了無氧運動在內，結果就會使得尿酸值上升，要注意。

❶運動後要充分補給水分

即使是有氧運動，但是，在流汗之後尿酸值也會上升。因此，在運動後要補充大量的水分。進行劇烈的運動而大量流汗後，最忌諱喝啤酒。

memo

這些運動要注意

伏地挺身、腹肌和背肌運動、在健身房藉由機器進行強化部分肌肉的運動、短距離衝刺、舉重等需要爆發力的運動，以及打網球、踢足球等在球場上來回奔跑的運動，或進行劇烈的慢跑、游泳、有氧舞蹈等有氧運動而累到必須用肩膀喘氣，亦即無氧運動和混合包含了無氧運動在內的有氧運動，都會使得尿酸值上升。

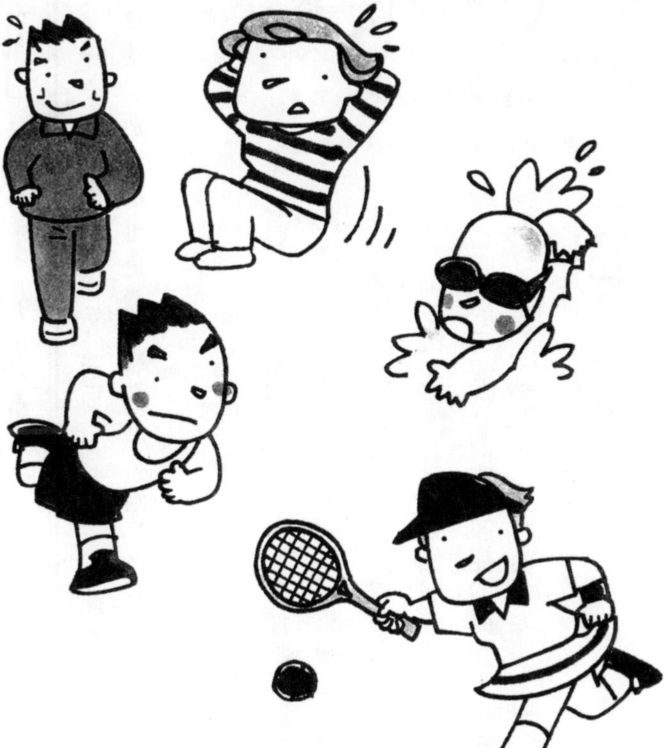

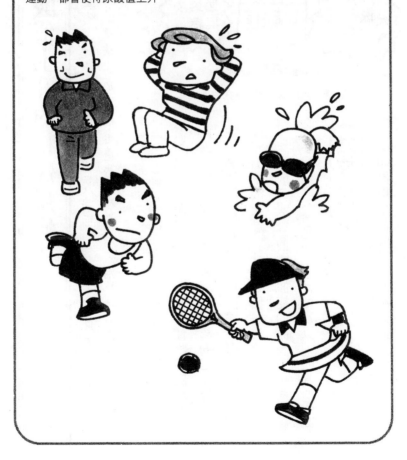

會使尿酸值上升的特殊疾病

高尿酸血症有將近十%是因為其他疾病而引起的。因此，在進行高尿酸血症的診斷時，就要確認是否罹患這些疾病。只要治療這些疾病，就能降低尿酸值。

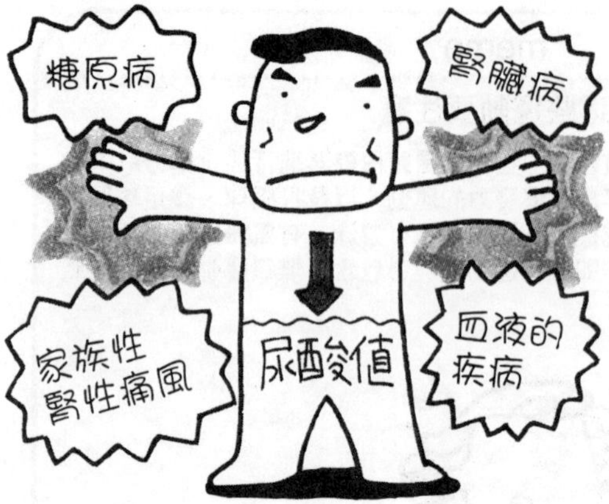

只要治療原因疾病，就能使尿酸值下降

大部分的高尿酸血症，都屬於體質或生活習慣等原因不明的一次性（原發性）高尿酸血症。

此外，還有因為疾病原因而引起的二次性（續發性）高尿酸血症。二次性高尿酸血症的情況，只要知道原因疾病，就能夠使尿酸值下降。

造成二次性高尿酸血症的原因，包括雷修・奈漢症候群（參見一〇五頁）及以下的其他疾病。

糖原病

如果糖分當成熱量來源加以利用、貯藏時所

需要的酵素先天缺損，就會引起醣類代謝異常，這種病就稱為糖原病。

Ⅰ型糖原病是指在肝臟分解肝糖（糖原）的功能出現毛病，會引起痛風或尿路結石。

這種Ⅰ型糖原病和遺傳有關。

家族性腎性痛風

是指同時出現痛風和腎臟病的家族遺傳疾病。家人中，不光是男性，女性也會罹患痛風，或是在年輕時發病，是屬於尿酸排泄降低型，而且腎障礙的進行極快。

腎臟病

大部分的腎臟病患者在症狀惡化時，都有尿酸值較高的傾向。

但是，即使是必須接受人工透析的高尿酸值患者，也未必都會引起痛風發作。

血液的疾病

多血症（紅血球過多的疾病）、白血病、淋巴瘤等都是。因為罹患血液疾病，血中的細胞遭到破壞，釋出大量的尿酸，血中的尿酸增加，就會引起高尿酸血症。

❗生產過剩型的原因疾病

包括白血病、骨髓瘤、溶血性貧血等血液疾病，以及雷修．奈漢症候群等。一旦罹患這些疾病，細胞大量遭到破壞，就會引起尿酸生產過剩。

❗排泄降低型的原因疾病

罹患慢性腎衰竭等腎臟病時，因為腎功能減退而無法順暢的排泄尿酸，同時尿素、氮等所有的氮化合物的排泄力也會下降。

❗二次性（續發性）高尿酸血症的治療

如果是二次性的情況，則只要能夠特定出原因來，就要去除原因。

除了原因疾病之外，藥劑的副作用也可能會導致高尿酸血症或痛風。這時，要中止會成為原因的藥物來治療疾病。

要仔細詢問主治醫師治療方針。

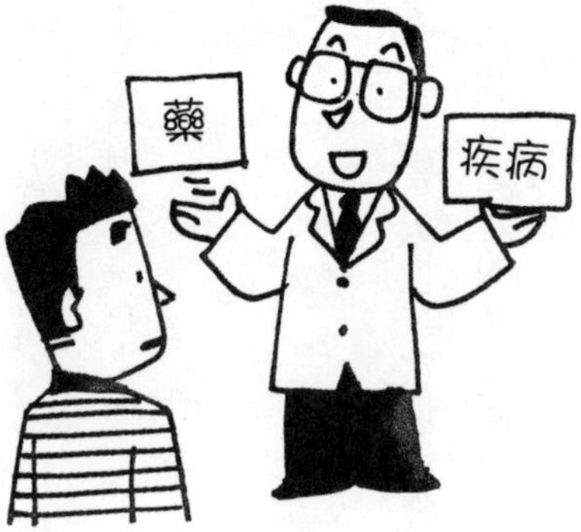

使尿酸值上升的藥劑

有些藥物會導致尿酸值上升。接受其他疾病的治療而尿酸值較高的人，要和醫師商量目前所使用的藥劑是否適合。

⊛因為藥物的原因而引起高尿酸血症

二次性高尿酸血症不光是疾病的原因所造成的，也可能是因為藥劑而使得尿酸值上升。亦即是受到藥物的影響而降低了尿酸的排泄量。

主要的藥劑包括抗結核劑吡哄醯胺（Pyrazinamide）、乙胺丁醇（Ethambutol），以及降壓利尿劑噻嗪、弗西邁，還有消炎鎮痛劑阿斯匹靈等。

但並非所有的人服用這些藥物之後尿酸值都會上升。有尿酸值容易上升傾向的人，即使沒有服藥，尿酸值也會上升。

⊛使用降壓利尿劑的人要注意

其中特別容易成為問題的，就是為了降血壓而服用的降壓利尿劑。雖然並非所有的降壓劑都會使尿酸值上升，但的確有些利尿劑會導致尿酸值上升。

降壓利尿劑能夠減輕心臟或腦血管的負擔，但是，若未察覺到尿酸值上升而持續服用的話，就可能會引起痛風發作。

不過，只要停止服用藥物，尿酸值就會恢復正常。

因為使用降壓利尿劑而導致尿酸值上升時，就要立刻更換降壓劑的種類。目前有很多對高血壓有效的治療藥，即使不利用降壓利尿劑也能夠控制血壓。如果覺得尿酸值上升，就要馬上和醫師商量。

❗在主治醫師的管理下進行治療

上面所列舉的抗結核劑吡哄醯胺及乙胺丁醇，以及降壓利尿劑噻嗪和弗西邁，還有消炎鎮痛劑阿斯匹靈等，都會降低尿酸的排泄，但是，任意中止藥物的使用非常危險。

一定要和主治醫師好好的商量，依照治療方針來進行治療。

memo

使尿酸值上升的藥劑

●降壓利尿劑
噻嗪、弗西邁
●抗結核劑
吡哄醯胺、乙胺丁醇
●消炎鎮痛劑
阿斯匹靈

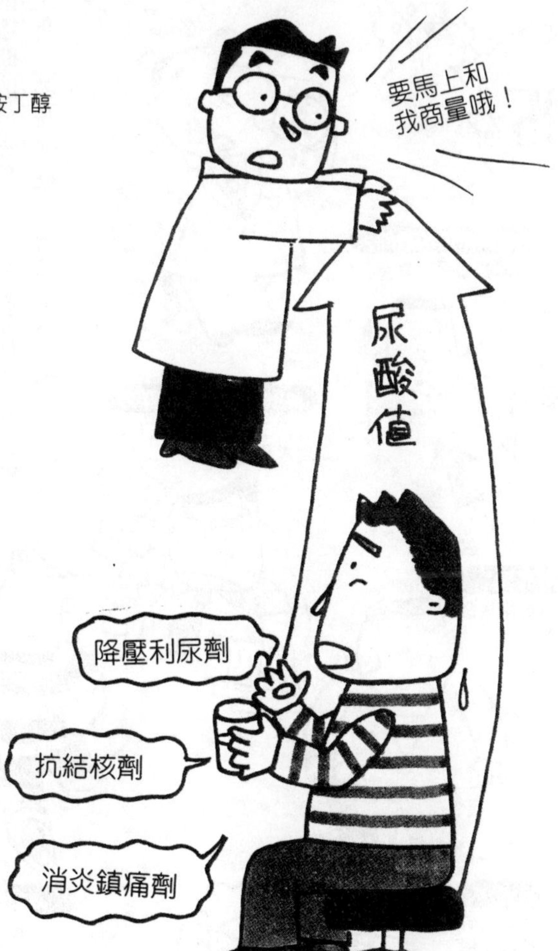

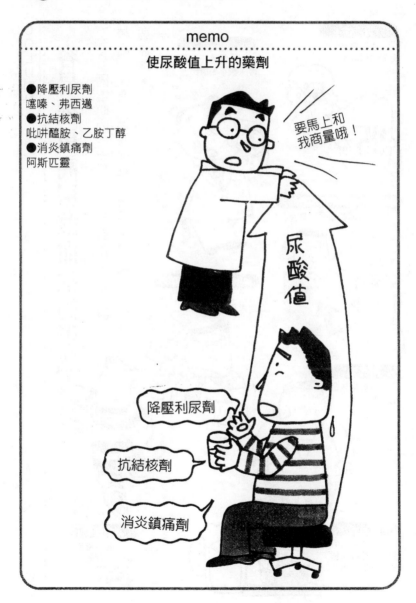

COLUMN

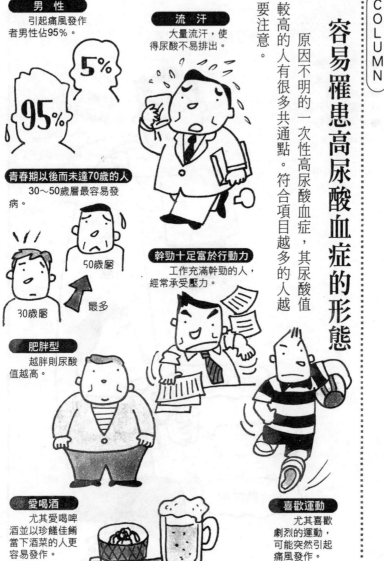

容易罹患高尿酸血症的形態

原因不明的一次性高尿酸血症，其尿酸值較高的人有很多共通點。符合項目越多的人越要注意。

男 性

引起痛風發作者男性佔95%。

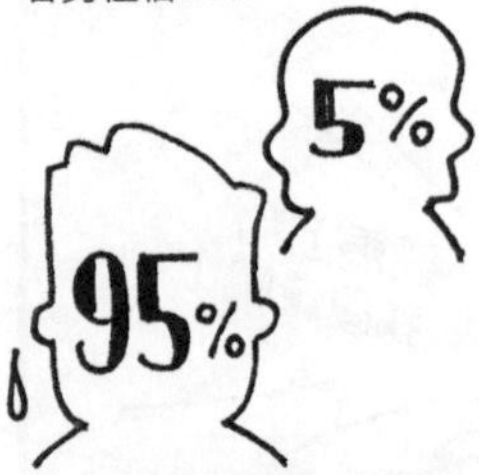

流 汗

大量流汗，使得尿酸不易排出。

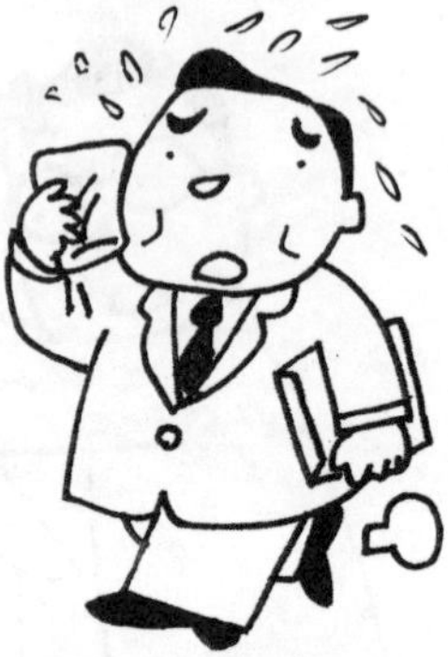

青春期以後而未達70歲的人

30～50歲層最容易發病。

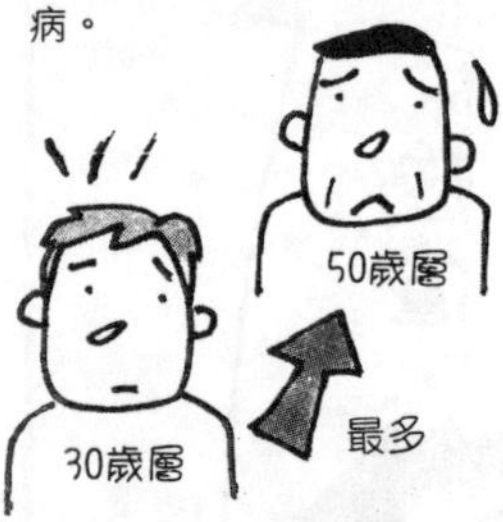

幹勁十足富於行動力

工作充滿幹勁的人，經常承受壓力。

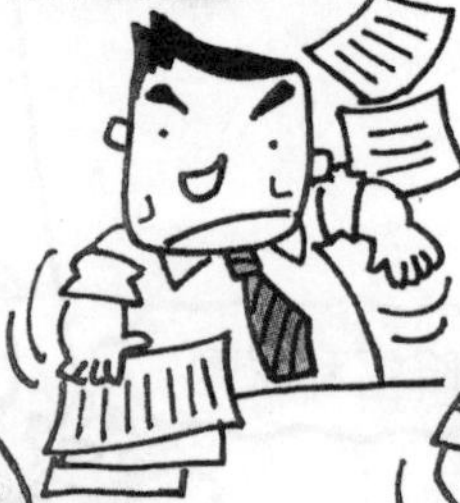

肥胖型

越胖則尿酸值越高。

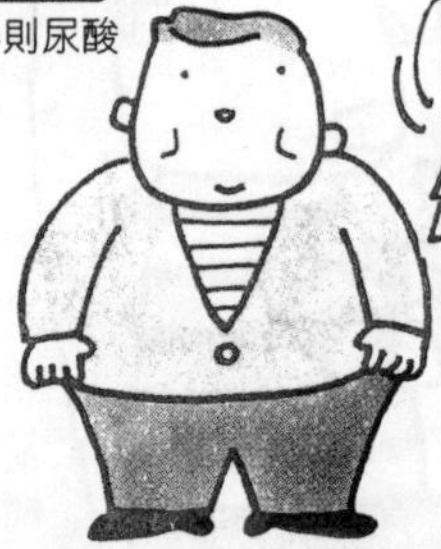

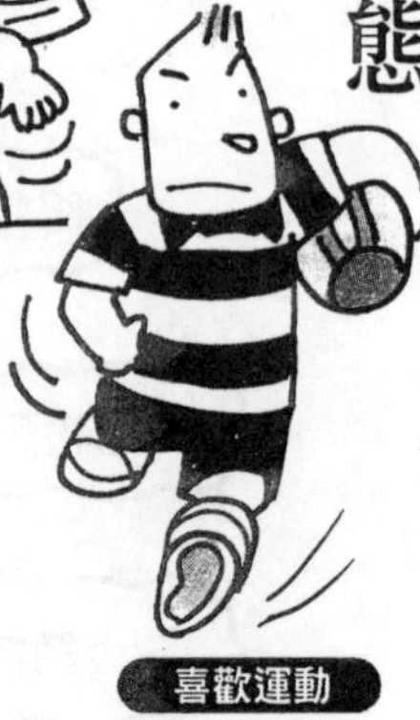

喜歡運動

尤其喜歡劇烈的運動，可能突然引起痛風發作。

愛喝酒

尤其愛喝啤酒並以珍饈佳餚當下酒菜的人更容易發作。

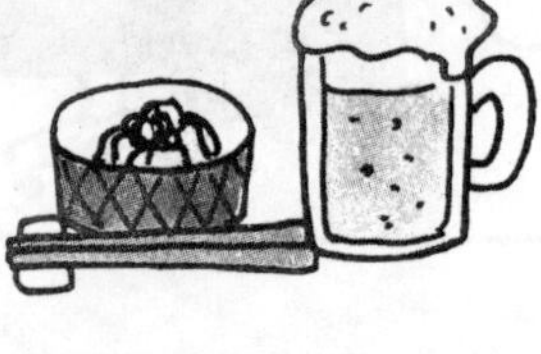

第4章

如何恢復正常值

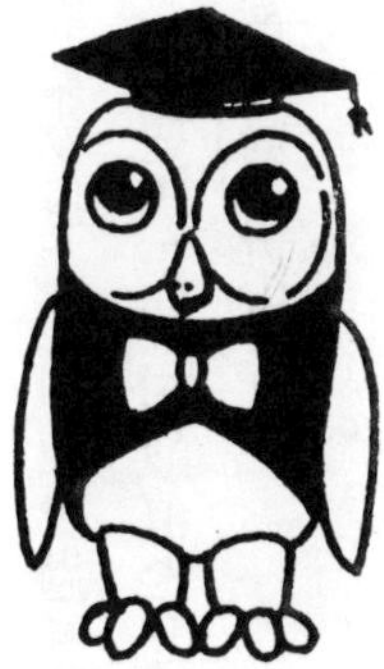

降低尿酸值的基本是改善飲食生活

要降低尿酸值，就必須改善成為高尿酸血症原因的錯誤飲食生活。只要改變飲食生活，就能夠預防其他的生活習慣病。

★不改善錯誤的飲食習慣，尿酸值不會下降

治療高尿酸血症，首先要改善生活習慣。但是，如果尿酸值持續出現高數值的狀態，那麼，就必須要使用藥劑來控制尿酸值。不過，雖然藥物療法能夠減少過剩蓄積在體內的尿酸、預防結石，但也不能只是依賴藥物。必須要矯正使尿酸值上升的基礎，亦即是不良的飲食習慣，這才是使尿酸值恢復正常的第一藥物。

★只要藉著飲食生活消除肥胖，就能降低尿酸值

尿酸值較高的人，通常都喜歡吃熱量較高的食物，且追求美食，有肥胖傾向。但是，如果為了滿足口腹之慾而暴飲暴食，不光是容易罹患高尿酸血症，同時也可能會引起其他的生活習慣病。因此，首先要改變自己的飲食習慣。

改善飲食生活，並不是要做什麼特別的限制，重點在於要求取營養的均衡，攝取適當的熱量。要改善因為在外用餐或交際應酬的紊亂飲食生活。

為了改善高尿酸血症或併發症，就一定要做好飲食生活的管理，同時要詢問醫師和專家的意見。

memo

何謂營養均衡的飲食

高尿酸血症患者有喜歡吃肉類或海鮮類而少吃蔬菜、水果的傾向。所以一天規律正常的攝取三餐很重要。同時，要均衡的攝取蛋白質、脂質、維他命及礦物質。要攝取均衡的營養，基本上飲食內容要分為主食（飯、麵類）、主菜（主要的菜餚）與副菜（煮蔬菜等小菜）。盡量攝取二道副菜。

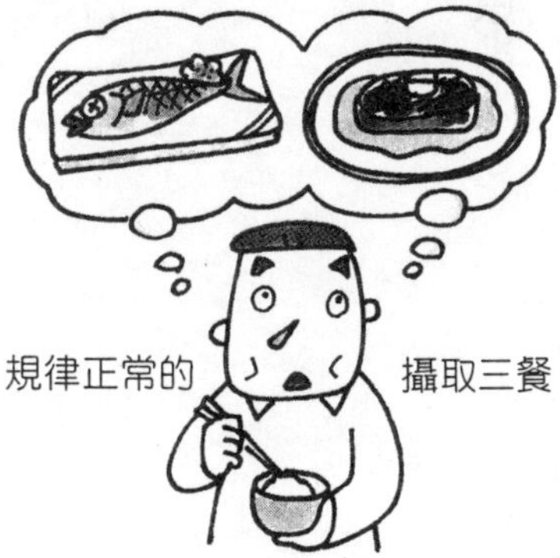
規律正常的
攝取三餐

【營養均衡的飲食】

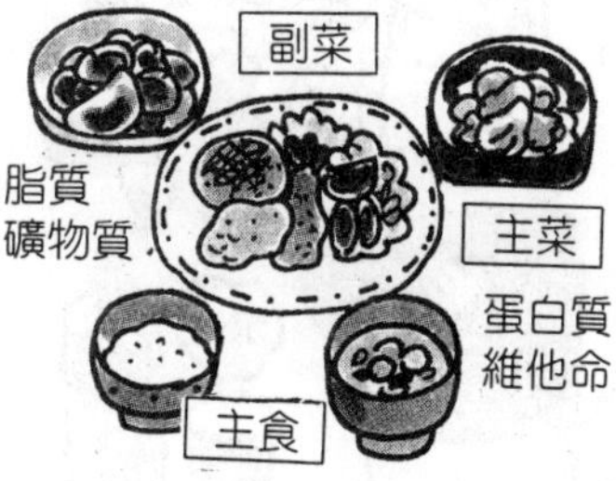
副菜
脂質
礦物質
主菜
蛋白質
維他命
主食

改善飲食的重點

- 攝取營養均衡的飲食
- 遵守攝取熱量的原則
- 充分補給水分
- 飲酒要適量
- 嘌呤體勿攝取太多

遵守攝取熱量的原則

肥胖是因為從飲食中攝取的熱量和生活中活動、運動所消耗的熱量失去平衡所造成的。要消除肥胖，就需要減少熱量的攝取並增加熱量的消耗。

不胖的人，一天一公斤體重的適當攝取熱量為二十五～三十大卡，故大約為一八〇〇大卡。肥胖的人必須要將目標定在一六〇〇大卡左右。

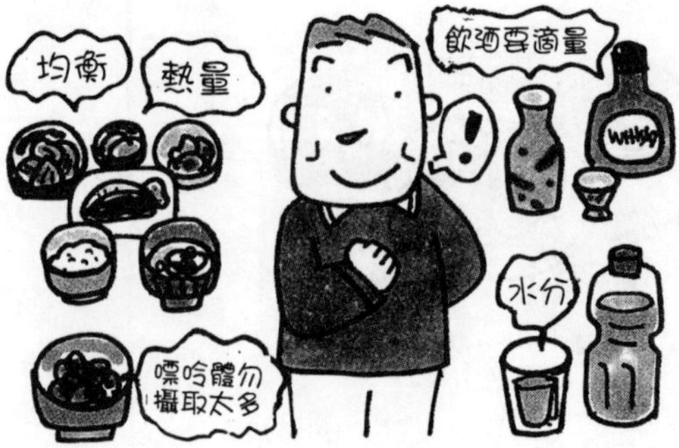

COLUMN

看似消瘦但卻是需要限制飲食的隱性肥胖

體重雖然正常，但體脂肪率較高時也算是肥胖

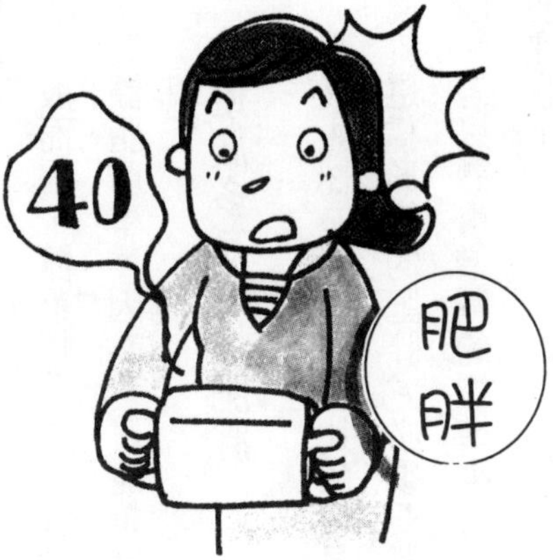

肥胖者之中，半數以上的人都有高尿酸血症。很多人雖然體重正常，但事實上，卻是屬於「隱性肥胖」。這種隱性肥胖的人也需要改善飲食。尿酸值較高，但是，認為「自己並不胖」，而持續過著以往的飲食生活，也會導致尿酸值更為上升。

肥胖並非只是以體重的多寡來加以判定。只要體脂肪率超過正常值，那就算是肥胖。體脂肪率越高，表示體內的脂肪比重越大，亦即

肥胖度增加。

一般而言，體重較重的人體脂肪較多，但是，體重正常看似苗條的人，也必須要測定體脂肪率，因為有可能是屬於「隱性肥胖」。

上班族多為隱性肥胖

很多人認為年輕女性比較容易發生隱性肥胖的問題，但事實上，許多上班族也是屬於這種形態的肥胖。必須要藉由測定體脂肪率，才能確認是否存在隱性肥胖的問題。若以體重增減的標準來看，若與二十歲時相比，體重增加七公斤以上時，那就要注意了。

體重增加，雖然尚未進入肥胖的行列，不過蓄積七公斤的脂肪，的確會使得體脂肪上升。尤其是半年內體重增加二公斤以上時，就要改善不規律的飲食生活和運動不足的現象。

體重不變但腰圍變粗時也要注意

此外，與年輕時相比，雖然體重不變，不過腰圍卻變粗了，這種情形有可能是隱性肥胖。以運動選手為例，一旦不運動時，壯碩的肌肉會變得細瘦，體脂肪增加。

像這樣，很多人雖然擁有標準體重，但是，體脂肪所佔的比率較多，是屬於隱性肥胖。一旦肥胖，尿酸值就會上升。

因此，要檢查體脂肪率，確認自己是否肥胖。

這種人是屬於隱性肥胖

45歲的男性，從以前就一直擁有63.6公斤的標準體重。BMI為22.5，也是被判定為「普通」，但是體脂肪率為27％，腰圍變粗，是屬於「肥胖」的範圍。

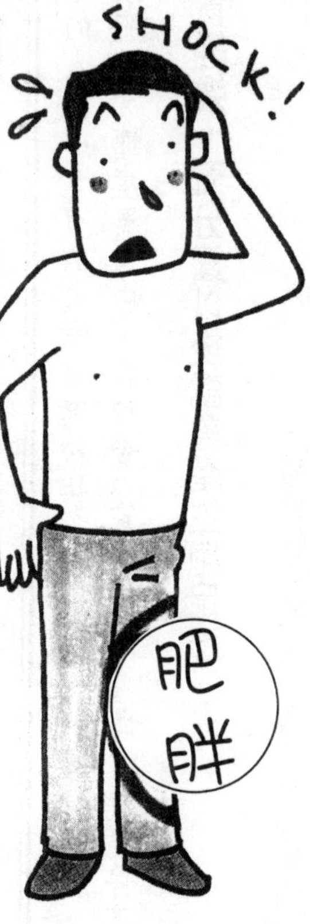

●45歲男性
身高170公分
體重65公斤
體脂肪率27％

吃七分飽而不是吃八分飽

飲食過量的人之中，有的人吃東西較快，有的人則較慢。但是，不論何者都容易導致肥胖。速度要適中，在感覺還想再吃一些時，就要停下筷子。

⊛從開始進食經過十五分鐘以後就會產生飽足感

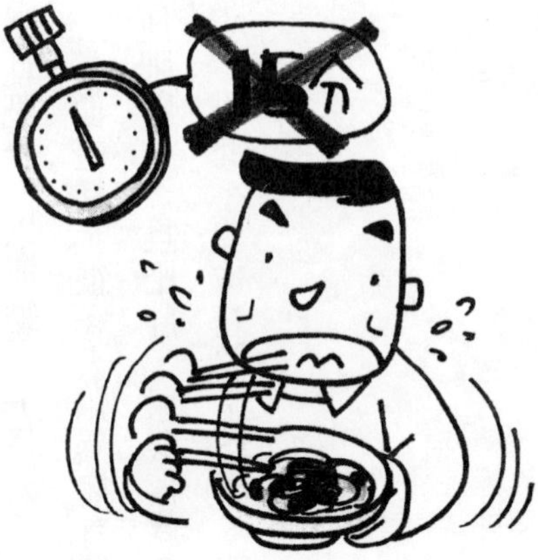

尿酸值較高的人多半是吃得太快且吃得太多的人

尿酸值較高的人，有飲食過量的傾向，結果容易導致肥胖。

吃得過多的人有二種形態。一種是在短時間內吃完東西，亦即是吃太快的人。在人體中感覺吃飽的滿腹中樞，通常是在開始進食的十五～二十分鐘以後才會覺得飽足感，因此，如果在十五分鐘以內就吃完東西，那麼，在產生飽足感之前就已經飲食過量了。

★吃得太慢，很難出現飽足的信號

另一種則是會花較多時間用餐的人。這時，滿腹中樞無法發出「已經吃飽」的信號，因此吃得太多。吃東西較慢的人，多半在晚餐時會小酌一番。酒能夠增進食慾，同時也會導致下酒菜吃得過多。而在喝酒之後又吃飯或麵類的人，很明顯的，已經攝取太多熱量了。

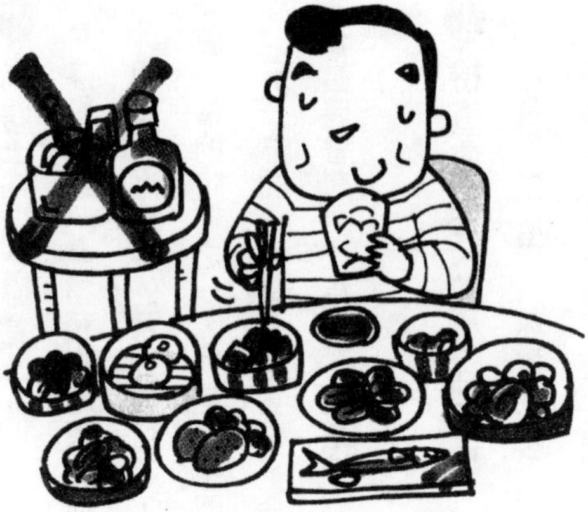

酒是導致熱量攝取過剩的原因

由此可知，吃東西太快或太慢，都會成為肥胖的原因。此外，飲食過量或吃得太快也是導致尿酸增加的原因。平常習慣將肚子吃得飽飽的人，往往會攝取太多的熱量。因此，在還想要再吃一盤或一口的狀態下，就要停下筷子來。以吃七分飽而不是八分飽為目標。

最初可能會覺得沒有吃飽，但是，經過數週以後就會習慣了。

滿腹中樞與攝食中樞

滿腹中樞，是指藉由吃東西而得到飽足感的腦的中樞。

用餐時，血中的葡萄糖增加，在丘腦下部的滿腹中樞受到刺激而產生飽足感。而會刺激滿腹中樞的物質之一，就是血中的糖分。

另一方面，能夠引起食慾，產生想要吃東西念頭的，就是攝食中樞。當我們看美食節目或食譜時會想要吃東西，就是這個中樞發揮作用所致。

檢查痛風時的生活管理

在日常生活中，要控制以下三個事項。

①改善飲食生活：避免攝取太多的熱量，少攝取酒及嘌呤體含量較多的食品，充分補給水分。

②適度的運動：每天從事適度的運動。

③消除壓力：找出能夠紓解壓力的方法，勿讓壓力蓄積。

COLUMN

急速減肥會對尿酸值造成反效果

急速節食或絕食會使尿酸值上升

為了消除肥胖而減少食量，的確是當務之急。但是，如果為了想要早點瘦下來而大幅減少食量，亦即毅然的節食或絕食，極端的減少攝取熱量，反而會使尿酸值上升，導致高尿酸血症惡化。

糖分攝取過多會引起肥胖，但是，糖分也是我們維持活動的重要熱量來源。驟然減肥，無法從食物中攝取到糖分而使其進入體內，結果，身體只能利用脂肪當成活動的熱量來源。亦即雖然減少脂肪能夠消瘦下來，但是，在這個過程中，卻會產生酮體物質，造成酮血症。

酮血症是血中的酮體物質增加，使得腎臟無法排泄尿酸，引起高尿酸血症。

此外，絕食療法也會導致尿酸值上升。沒有任何食物進入體內時，體內的一部分細胞就會遭到破壞，使核酸增加。

核酸是尿酸的根源，結果就會使得尿酸增加。

肥胖的人為了預防高尿酸血症而利用絕食來減肥時，有時反而會引起高尿酸血症。

一天減少一〇〇大卡，以一個月瘦一～二公斤為目標

想要減肥，基本上要減少攝取到體內的熱量。那麼，一天到底要攝取多少熱量比較好呢？

因年齡、性別、身高、體重的不同而有差異。一般的熱量是個人的標準體重乘上25大卡計算出來的。例如標準體重六十公斤的人，則是60×25＝1500大卡。但是，若就攝取熱量來減肥，有時難以掌握，因此，以一個月瘦一～二公斤為目標即可。

一個月要瘦一～二公斤，那麼，一天所攝取的熱量就要減少一百大卡。一百大卡的熱量，若以食品來換算，就相當於半碗飯，或是一根香蕉、清酒九十毫升、冰淇淋三分之二個，這是能夠輕易減少的量。換言之，只要稍微減少一些主食、點心或酒類即可。

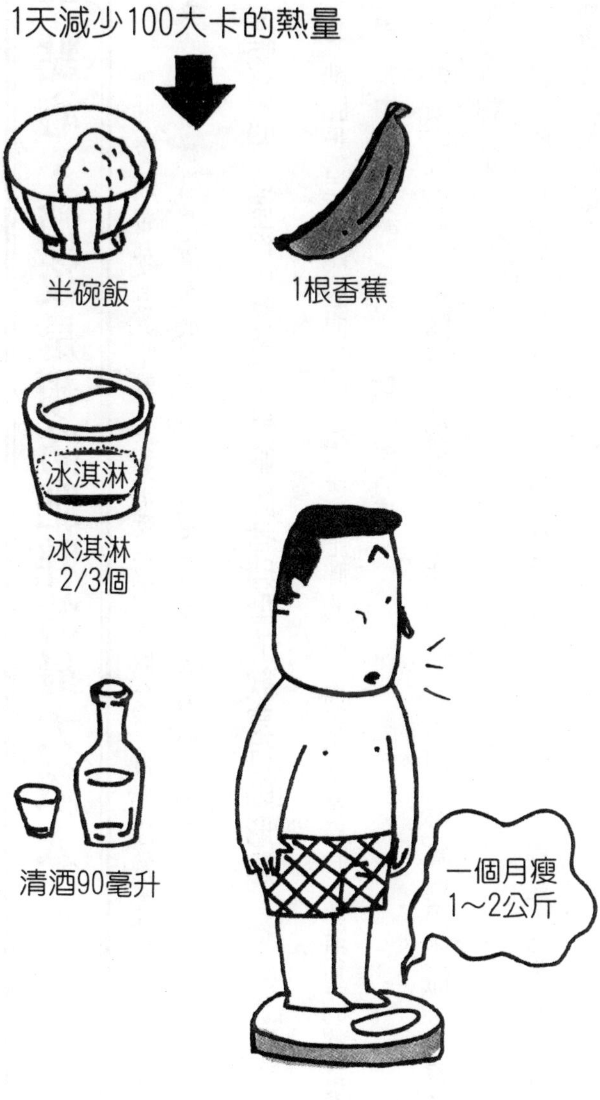
1天減少100大卡的熱量
半碗飯
1根香蕉
冰淇淋
冰淇淋
2/3個
清酒90毫升
一個月瘦
1～2公斤

高尿酸血症的人不宜急速減肥，要逐漸減少攝取的熱量，慢慢的瘦下來。

點心、消夜是預防肥胖的最大敵人

肥胖者通常都有愛吃點心或消夜的不良飲食習慣。經常會伸手去拿東西來吃，這樣當然會發胖。首先要杜絕這種不良的飲食習慣。

⊛吃點心、消夜或零食，是肥胖者典型的飲食行動形態

肥胖是造成高尿酸血症的原因，而肥胖的人，通常都會擁有一些典型的飲食習慣。其中最常見的，就是吃點心和消夜。

習慣吃點心的人，隨時隨地都會忍不住的想要吃東西，就算肚子不餓，也會禁不起食物的誘惑。

點心的種類很多，包括西式、日式等各國的點心、仙貝、糕點、糖果等，幾乎都是屬於高熱量食品。

吃下很多高熱量食品後，想要加以消耗並不容易。

例如，吃一個中型的包子，大約攝取了一五〇大卡的熱量，亦即相當於一小碗飯的熱量。而要消耗掉這些熱量，則必須要步行三十分鐘。

memo

高熱量的零食

零食中所含的醣類當成熱量源使用掉之後，剩餘的部分全都會成為中性脂肪蓄積在體內。結果就會導致肥胖，使尿酸值上升。因此，不可攝取太多高熱量食品。零食中含有如下所示的熱量，而1碗飯的熱量相當於150大卡，藉此就可以知道零食的熱量到底有多高了。

甜甜圈(80g)	310kcal
蘋果派(100)	304
銅鑼燒(100)	284
奶油巧克力(50)	279
洋芋片(50)	277
蛋糕(80)	275
中式小甜餅(50)	267
紅豆餡餅(100)	235
炸仙貝(50)	233
黑色炸糖餅(50)	221
硬餅乾(50)	216
冰淇淋(高脂肪)(100)	212
蛋奶烘餅(加上蛋奶油)(80)	205

（資料：科學技術廳資源調查會編『五訂日本食品標準成分表』）

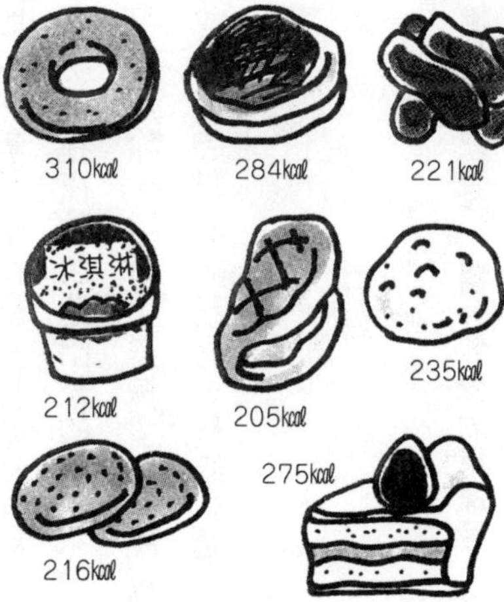

⊛消夜所攝取的熱量會蓄積在體內

不只是白天吃的點心和零食，夜晚很晚才吃東西，也會引起肥胖。吃完晚餐後立刻就寢，或晚餐後邊看電視邊吃零食，所攝取的熱量幾乎都會直接蓄積在體內。尤其晚上吃高熱量的點心，更是要注意。因為脂肪是在夜晚製造出來的。

雖然知道零食是造成肥胖的根源，但是卻很難戒除。這時可以減少零食的攝取量或攝取次數。總之，最好身邊不要放置零食或泡麵等點心，務必要杜絕每天吃零食的習慣。

❗真的很想吃點心時該怎麼辦？

要選擇低熱量的點心。例如，低熱量的優格、無熱量的飲料、糖分較少的果凍等，與其吃塊狀巧克力，還不如吃一顆顆包裝的巧克力，這樣就可以避免吃得太多。

COLUMN

這些飲食習慣會造成肥胖

不只是吃點心或消夜，肥胖的人也具有如下所示的共通飲食習慣。相信很多人都有三項以上的符合項目。只要改善不良的飲食習慣，不僅能夠消除肥胖，同時也能夠改善高尿酸血症。

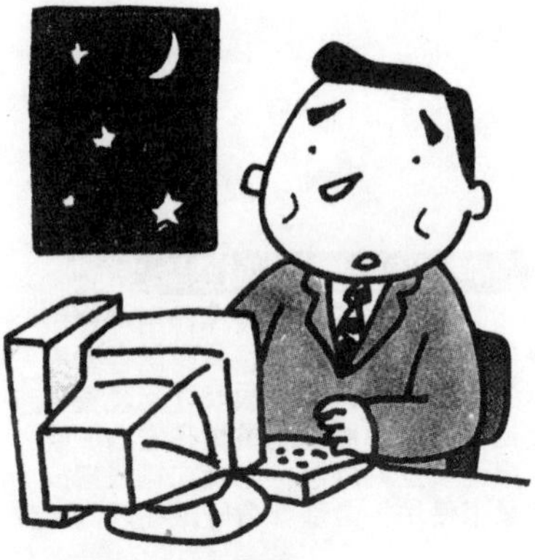

不規律的飲食

不按時攝取每天三餐，很晚才吃午餐或晚餐，長時間持續空腹的狀態，則身體為了忍受空腹時的飢餓，就會拚命的吸收攝入體內的食物，使其成為體脂肪蓄積下來。持續這種狀態，就會使得身體容易蓄積脂肪。

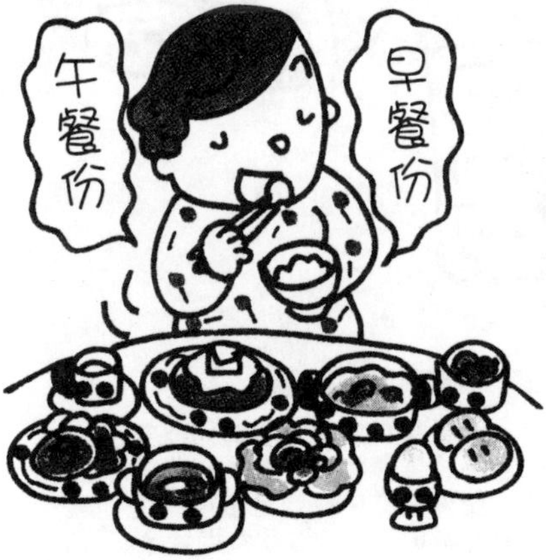

一次吃很多

早餐不吃，午餐吃兩餐份的食物，或是因為晚餐很晚才吃，所以午餐吃得很多，這樣會使得食物容易被身體吸收。一天吃二餐且食量驚人的相撲選手，就是因此而變胖的。少量多餐的進食方式，比較不容易造成肥胖。

為了紓解壓力而暴飲暴食

很多人會為了紓解壓力而暴飲暴食，同時有喜歡吃醣類食物的傾向。想要藉由吃東西來消除壓力或慾求不滿時，往往會在不知不覺中吃得太多。

吃完晚餐後立刻就寢

晚上副交感神經發揮作用，會讓身體得到休息，同時也具有儲存營養素的作用。所以如果很晚才吃晚餐，食物容易成為體脂肪蓄積在體內。吃完東西後立刻就寢，則食物無法當成熱量來使用，全部都會貯藏在體內。

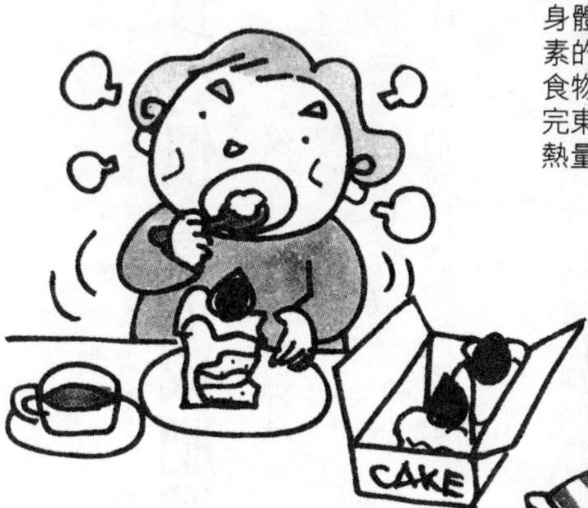

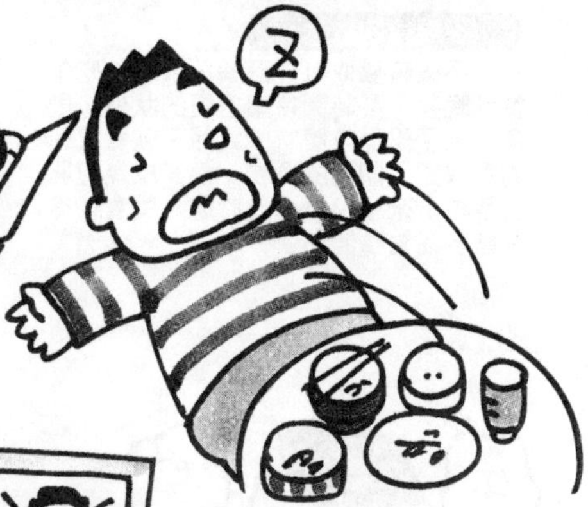

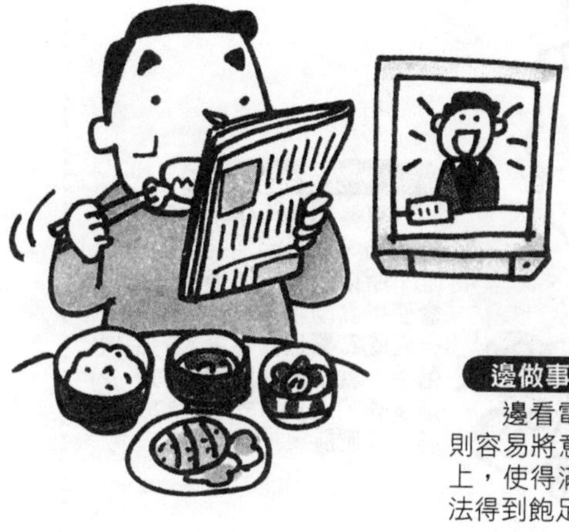

邊做事邊吃東西

邊看電視或閱讀書報邊吃東西，則容易將意識集中在飲食以外的事情上，使得滿腹中樞很難發揮作用，無法得到飽足感，導致飲食過量。

菜餚不宜吃太多

愛吃菜餚或喜歡晚酌的人，有蛋白質攝取過剩的傾向。要以植物性蛋白質來取代動物性蛋白質，同時也要減少配菜的量和種類。

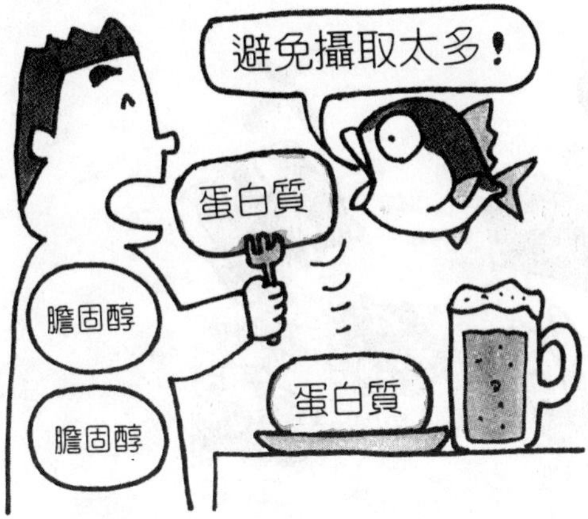

蛋白質攝取過多，會使膽固醇增加，引起動脈硬化

⊛蛋白質攝取太多會誘發動脈硬化

罹患高尿酸血症的人，多半有喜歡吃菜餚的傾向。而喜歡晚酌的人，在喝酒時經常會吃一些下酒菜。

像這種愛吃菜餚或晚酌型的人，往往會過剩攝取肉或魚等蛋白質。

雖然蛋白質中含有人體不可或缺的成分必須氨基酸，但是，肉和魚中也含有較多的動物性脂肪，容易造成膽固醇增加，誘發動脈硬化等的生活習慣病。

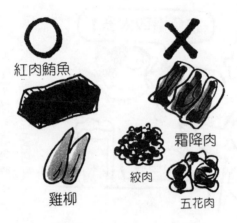

選擇瘦肉、雞柳等脂肪較少的部分

⦿配菜的量減少為七成

健康男性的蛋白質適當攝取量一天為七十～八十克，但是，高尿酸血症患者則以五十～六十克較為理想。標準是配菜或下酒菜的量比平常減少三成，維持在七成左右即可。盡量少吃肉或魚等動物性蛋白質，而以豆腐等大豆製品為主，攝取植物性的優質蛋白質。此外，也可以選擇蛋白質含量較少的蔬菜、海藻、菇蕈類、藷類。

總之，想要吃魚或肉的時候，最好選擇瘦肉或雞胸肉等脂肪較少的部位。霜降肉、五花肉、絞肉等脂肪較多，需要避免。

蛋白質含量豐富的肉類

肉類			
食品名稱	100g中的蛋白質(g)	食品名稱	100g中的蛋白質(g)
煙燻豬肝	29.6	豬腿瘦肉	22.1
新鮮火腿肉(長期成熟)	25.7	去脂豬腿肉	21.5
豬肉香腸(乾燥)	25.4	去脂豬脊背肉	21.1
雞柳(生)	24.6	豬肝	20.4
去皮雞胸肉	24.4	去脂牛腿肉	19.8
鴨	23.6	去脂豬肩肉	19.7
山雞	23.0	牛肝	19.6
豬里肌瘦肉	22.8	帶皮雞胸肉	19.5

（資料：科學技術廳資源調查會編『五訂日本食品標準成分表』）

蛋白質含量豐富的海鮮類

海鮮類			
食品名稱	100g中的蛋白質(g)	食品名稱	100g中的蛋白質(g)
黑鮪魚	26.4	文鰩魚	21.0
鰹魚	25.8	龍蝦	20.9
旗魚	23.1	虹鱒	20.8
牛尾魚	22.5	虱目魚	20.7
鱒魚	21.7	黑鮪魚肥肉	20.1
斑節蝦	21.6	霸魚	20.1
鰤魚	21.4	鱸魚	19.8
赤鰤	21.0	針魚	19.6

（資料：科學技術廳資源調查會編『五訂日本食品標準成分表』）

充分攝取能使尿鹼性化的食品

尿呈現酸性時，尿酸很難溶解。會讓尿酸性化的食品包括魚、肉、酒等。相反的，蔬菜、海藻等都是會讓尿鹼性化的食品。要積極的攝取鹼性食品。

⊛尿一旦酸性化時，尿酸很難溶解

尿酸從腎臟被排泄到尿中，其原本就是不易溶解的物質，而如果是在酸性的尿中，那就更難溶解了。高尿酸血症患者的尿呈現酸性，所以尿酸不易溶解。尿酸一旦不被溶解，就會結晶化，而當結晶沈著於腎臟時，就會引起腎障礙或尿路結石。相反的，尿的pH值（氫離子濃度）傾向鹼性時，尿酸容易溶解。

尿的pH值會受到攝取食品的影響。有些食物容易使尿酸性化，有些則容易使尿鹼性化。積極的攝取使尿鹼性化的食品，就能夠提高尿中尿酸的溶解度。

⊛肉或魚會使尿酸性化，容易生成結石

會使尿酸性化的食品包括肉、魚、酒等。而海藻或蔬菜則會使尿鹼性化。海藻

或蔬菜中含有較多的水分，能夠增加尿量，提升尿酸的溶解量。而且也含有維他命和礦物質，同時也是低熱量食品，即使大量攝取也沒問題。是每天都應該要多攝取一些的食品。

雖然水果也具有使尿鹼性化的作用，但是，水果本身含有大量的果糖，果糖容易被身體迅速吸收。

使尿鹼性化的食品

鹼性度	食品
高	羊栖菜、海帶芽、海帶
	乾香菇、大豆
	菠菜、牛蒡
	甘藷、胡蘿蔔
	香蕉、芋頭
	高麗菜、哈蜜瓜
	白蘿蔔、蕪菁、茄子
	馬鈴薯、葡萄柚
低	蘆筍

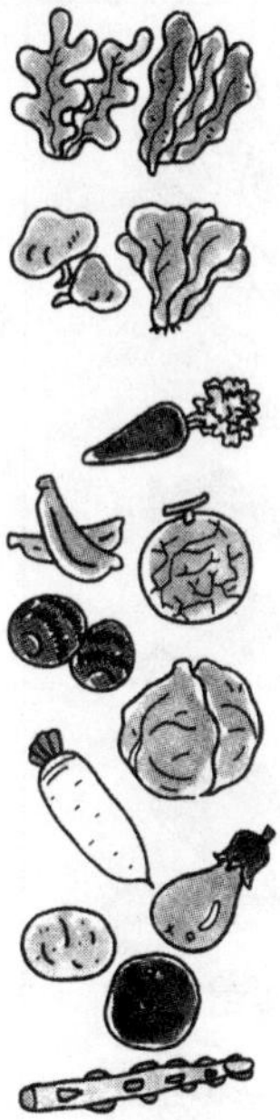

草莓、西瓜、奇異果等屬低熱量水果，但是，一個柿子或蘋果（約三五〇克）中則有一六〇大卡的熱量，相當於一小碗飯的熱量。雖說一天要攝取一次水果，但以蘋果一個或橘子二個以下為限。

❗對痛風有所幫助的食物

痛風患者應該要積極的攝取

如下的食品。

①大豆、大豆製品…低熱量，能夠抑制膽固醇。

②雞蛋…能夠提高同時攝取的蛋白質品質。

③牛奶…含有豐富的鈣與優質蛋白質。

④藷類…含有豐富的維他命與礦物質。

使尿酸性化的食品	
高	蛋、豬肉、鯖魚
	牛肉、青柳、蚋仔
	雞肉、鰹魚、扇貝
酸性度	精白米、鰤魚、鮪魚
	秋刀魚、竹筴魚、梭魚
	沙丁魚、鰈魚
	星鰻、青蝦
低	霸魚、明蝦

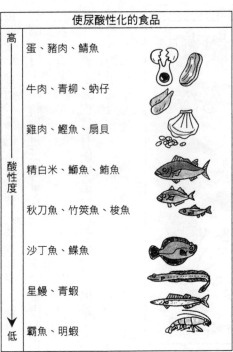

(資料：科學技術廳資源調查會編『五訂日本食品標準成分表』)

⑤海帶…能夠降低血壓值、膽固醇值。

⑥白蘿蔔…能夠排出多餘的鹽分。

⑦番茄…能夠有效的預防動脈硬化。

攝取大量的蔬菜

吃蔬菜不必擔心尿酸值會上升，同時也含有很多對身體有利的成分。可以改善高尿酸血症，預防生活習慣病，最好一天攝取三百克。

⊛蔬菜能夠發揮各種效果

吃蔬菜，不僅能夠使尿鹼性化，同時也能夠發揮各種好的效果。食物纖維能夠抑制消化器官吸收膽固醇，維他命C能夠幫助消化器官吸收鐵質。葉菜類中所含的葉酸能夠改善貧血。礦物質中的鉀能夠促進食鹽中所含的鈉從腎臟排出，保持血壓穩定。

蔬菜具有預防腦中風、心肌梗塞、癌症等各種疾病的作用。高尿酸血症的人容易併發其他的疾病，所以要積極的攝取蔬菜。

⊛不論採用任何調理法，蔬菜是吃再多也無害的食物

蔬菜的任何調理方法都沒問題，只要避免攝取鹽分較多的醃漬菜即可。未經加

熱而生食蔬菜，其維他命C不易遭到破壞，若是像燙青菜等加熱過的蔬菜，其量會減少，所以較容易大量攝取。

用油調理時，具有促進脂溶性維他命被吸收的特徵，故要下點工夫，避免油攝取太多。可以利用燙、炒、榨汁等各種方式來攝取。

最好經由各種食品每天大量的攝取鉀。不過，腎臟病患者鉀會蓄積在體內，對心臟造成負擔，所以，要遵從醫師的指示來攝取。

❗依調理法的不同蔬菜的攝取量也不同

與其生食，還不如加熱，這樣才能夠攝取到更多的量。利用低熱量食材做成清淡口味，就能夠大量攝取，也不會造成熱量或鹽分攝取過剩。以高麗菜為例，依調理法的不同，一人份能夠攝取到的量會出現很大的差距。

當成配菜的高麗菜絲	30g
冷盤沙拉	50g
燙高麗菜	80g
煮過的高麗菜沙拉	100g
豬肉炒高麗菜	120g
高麗菜煮湯	150g

memo

以一天攝取300克的蔬菜為目標

一天的蔬菜攝取量以300克為目標。早上吃麵包配咖啡、中午吃麵、晚上到烤肉店喝一杯——這種飲食生活只能夠攝取到100克的蔬菜。能夠攝取到一人份100克以上的蔬菜如下。

能夠攝取到100克以上的蔬菜菜單

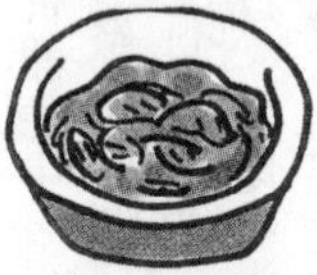

• 豌豆片綴蛋

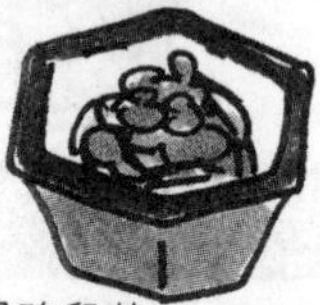

• 燙鴨兒芹

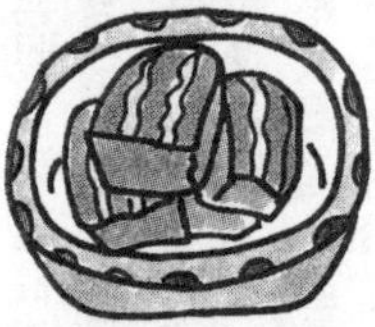

• 煮南瓜

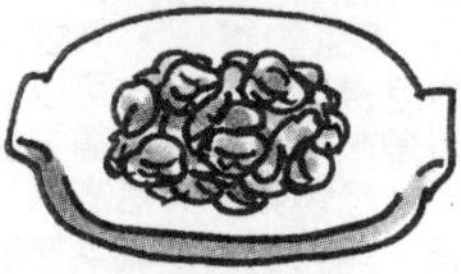

• 油菜花炒蚋仔

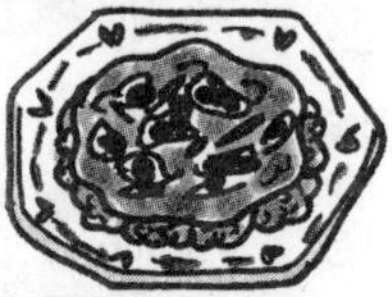

• 螃蟹醬淋花椰菜

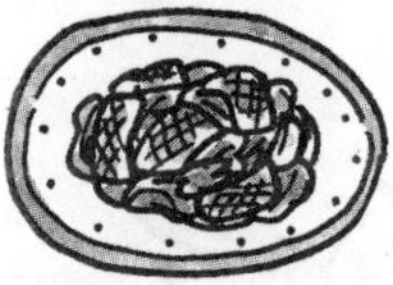

• 茼蒿炒花枝

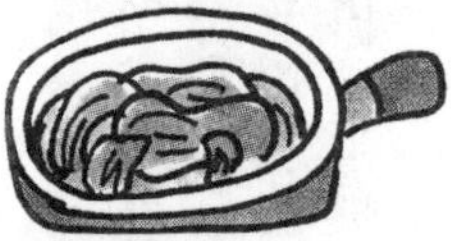

• 奶油煮青江菜

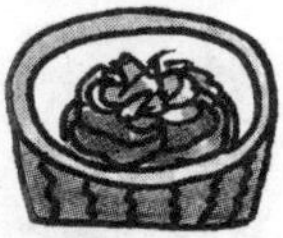

• 燙菠菜

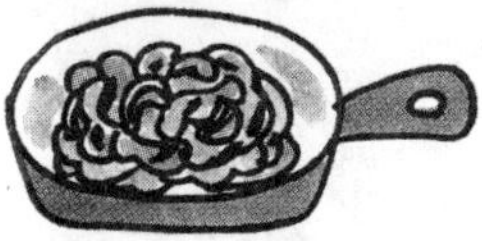

• 小油菜炒櫻蝦

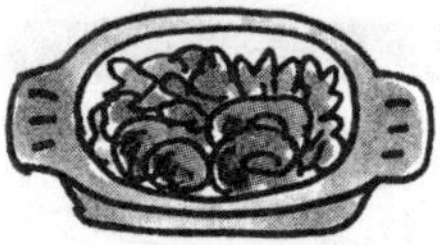

• 油菜豆腐皮火鍋

COLUMN

預防高血壓的減鹽重點

高尿酸血症的併發症中，最常見的就是高血壓。高血壓也會因為肥胖或壓力等各種原因而引起，不過，特別嚴重的問題就是鹽分攝取過多。一日鹽分攝取太多，就容易引起高血壓。

一九九六年時，日本人的一天食鹽攝取量為十三克，而厚生勞動省呼籲日本人以一天攝取十克為目標，所以大幅度超過標準。原因之一就是在外用餐以及速食品的過剩攝取。對健康人而言，十克是適量，但是血壓較高者，應該以七克以下為目標。不過，要立刻減少為七克並不容易，所以，就從一天減少三克開始進行減鹽作戰吧！

減鹽的重點，就是要先習慣較清淡的口味。要達成目標，就需要花如下所述的工夫。

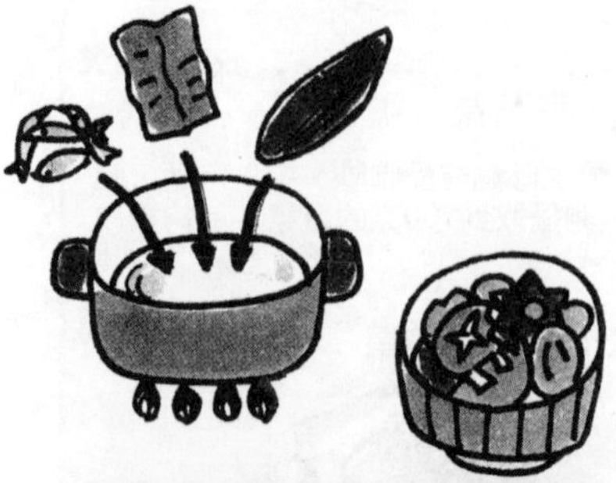

①製作紅燒菜或味噌湯時要先熬高湯，做成淡味料理

紅燒菜的調味料是以醬油和砂糖為基礎，喜歡吃甜辣口味的人，1人份可以攝取3～5克的鹽分。想要減少調味料又想吃得美味的話，可以利用柴魚片、海帶來熬煮天然高湯，並利用高湯來製作紅燒菜。天然高湯具有鮮美的風味，能夠引出菜碼素材的原味，即使口味清淡也很好吃。

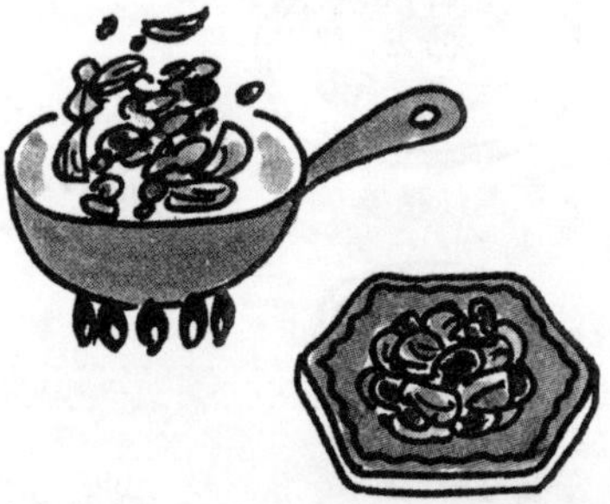

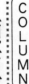

②高明的使用油

用油略炒素材，產生濃厚的味道，即使淡味，也很好吃。事實上，中式料理所含的鹽分比日式料理更少。另外，油炸菜已經將鮮味封在裡面，所以即使不淋醬油或醬料也很好吃。

③香氣四溢的煎菜

將魚或蔬菜做成煎料理，則藉由香氣四溢的焦味，即使不調味，食物也很好吃。利用油來煎菜時，等稍微產生焦味後，再用少量的調味料調味即可。

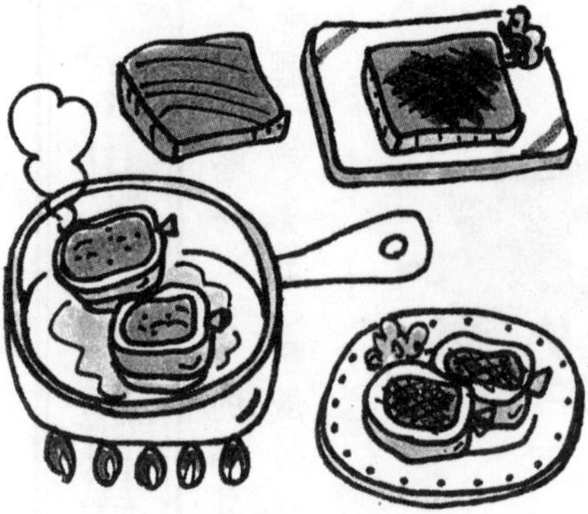

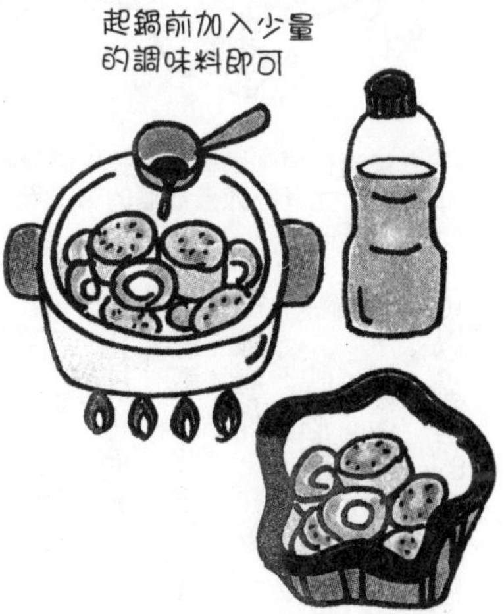

④使表面沾到味道

舌頭會對於食品表面的味道產生反應，所以味道不需要滲入食物裡面，只要表面沾有味道，就會覺得食物美味爽口。

熬煮過久，雖然入味，但是水分蒸發，鹽分會變濃。

在烹調時，不要一開始就放入調味料，只要在最後起鍋前略微調味，讓味道沾到食物表面即可。

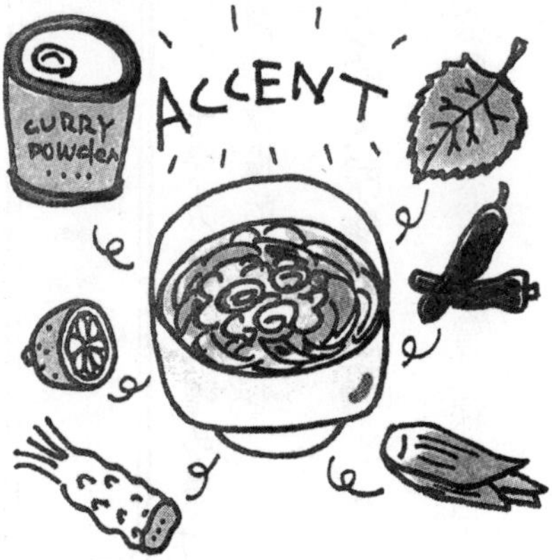

⑤活用香辛料或香味蔬菜

覺得食物淡而無味時，可以使用咖哩粉、辣椒粉、山葵、胡椒、芥末等香辛料。

另外，紫蘇葉、薑、蘘荷、柚子、鴨兒芹、秦椒芽、香草等香味蔬菜也能夠提味。

不可飲酒過量

酒喝得太多，的確會使得尿酸值上升。尤其一下子喝大量含有嘌呤體的啤酒，更會引起痛風發作。一定要遵守適量的原則，慢慢的喝。

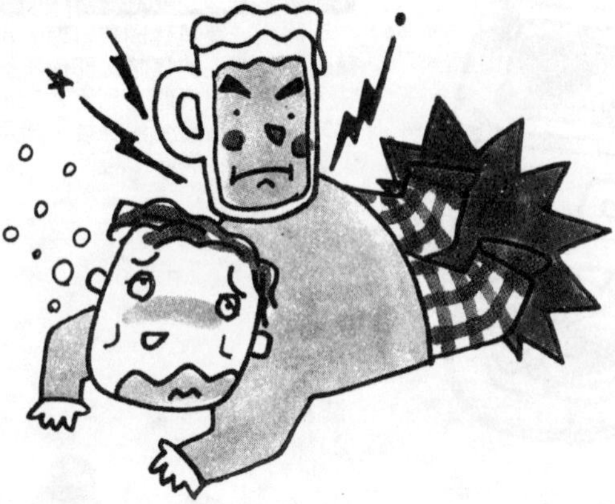

酒不會被消化掉，而會立刻被人體吸收，直接對尿酸值造成影響。尤其在大量飲酒的第二天，容易引起痛風發作，要注意。

⊛飲酒量越多的人尿酸值越高

攝取含有嘌呤體的食品，會使尿酸值上升，尤其是酒。

食物在消化、吸收的過程中，酒不會被消化掉，而會立刻被吸收，直接對尿酸值造成影響。尤其大量喝酒的第二天，容易出現痛風發作。

啤酒中含有大量的嘌呤體，不宜喝得太多。但這並不代表嘌呤體含量較少的燒酒就可以盡情的喝。酒本身就會使得尿酸的排泄功能降低，而且酒又是高熱量食品，會成為肥胖或各種生活習慣病的原因。

⊛啤酒一天以一瓶為適量

高尿酸血症患者最好能夠戒酒，但是，習慣喝酒的人，強迫自己不喝酒，容易導致壓力積存。最好的方法，就是遵守適量的原則來喝酒。酒的適量若以清酒來換算，即一天一八〇毫升，而啤酒為一大瓶或三五〇毫升的罐裝啤酒二瓶，如果是洋酒，則為雙份一杯，燒酒原液為七分滿，葡萄酒為一杯半葡萄酒杯的分量。

每天遵守上述的量來飲酒，就不會對尿酸值造成影響。但是，最好一週設定一～二天完全不喝酒的休肝日。

此外，也要注意飲酒的方式。在暑熱的日子，不要將啤酒一飲而盡。

大量的酒進入體內後，為了趕緊分解掉

酒中所含的熱量(kcal)	
啤酒一大瓶(633cc)	255
燒酒甲類(100cc)	197
純米酒1合(180cc)	185
白蘭地(50cc)	113
紅葡萄酒1杯(100cc)	73
威士忌單份1杯(30cc)	68

(資料：科學技術廳資源調查會編『五訂日本食品標準成分表』)

酒精，尿酸會增加。所以，對於痛風患者而言，「適量的慢慢飲酒」是很重要的。

❗一瓶啤酒會使尿酸值上升一mg／dℓ

喝下含有較多嘌呤體的啤酒一大瓶（六三三mg），經過一小時後，尿酸值平均上升了一mg／dℓ。只喝一瓶時，數小時之後尿酸值就會恢復正常。

但是，大量飲酒或每天習慣性的飲酒，會使尿酸值持續出現較高的狀態。

❗了解一天喝酒的適量

葡萄酒	燒酒	威士忌	啤酒	清酒
葡萄酒杯 1杯半	原液 7分滿	雙份1杯	1大瓶 (350毫升2罐)	1合
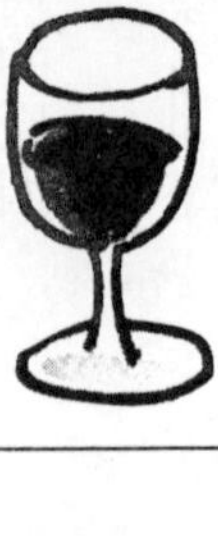	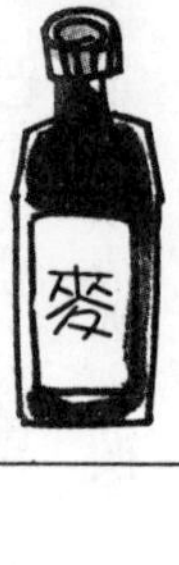	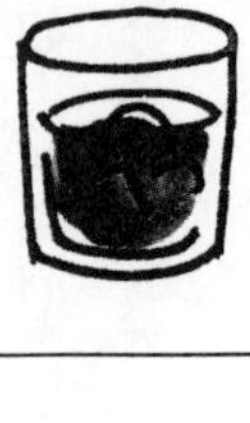	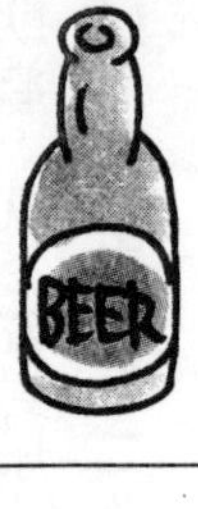	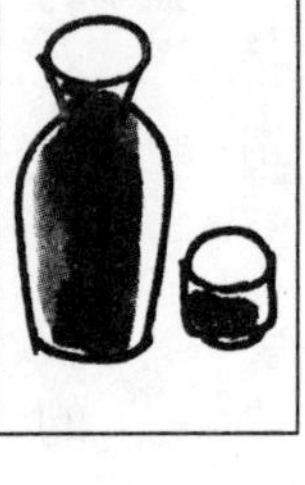

盡量多攝取水分

體內的水量減少時，尿量也會減少，使尿變濃，尿酸不易溶解。為了增加尿量，需要充分補給水分。當然，僅限於攝取酒以及含有糖分的果汁以外的水分。

⊛一天排尿二公升最為理想

尿酸為水溶性物質，攝取大量的水分，尿量增加時，尿就會變得稀薄，尿酸容易被溶解，藉此就可以預防腎障礙或尿路結石。

因此，要盡量攝取水分，增加尿量。

健康人一天的排尿量約為一・二公升。尿酸值較高的人，最好能夠排出將近二倍的量，也就是以排出二公升的尿為理想。

因此，要多攝取一倍的水分。當然，不能以酒、含糖果汁或飲料來取代，而只限於開水、烏龍茶等無熱量的水分。

⊛出汗後或夜晚就寢前務必要補充水分

夏天或運動出汗後，一定要補充水分。流汗之後若不補充水分，較容易出現脫水狀態，使得尿酸值上升。高尿酸血症患者，容易因為脫水狀態而引起痛風發作，要特別注意。

另外，夜晚就寢前要喝一～二杯的水。睡覺時，流汗及呼吸會消耗掉一～二杯的水分，第二天早上的尿濃縮，傾向酸性尿，尿酸不易被溶解。為了稀釋第二天早晨的尿，所以，要養成睡前補充水分的習慣。

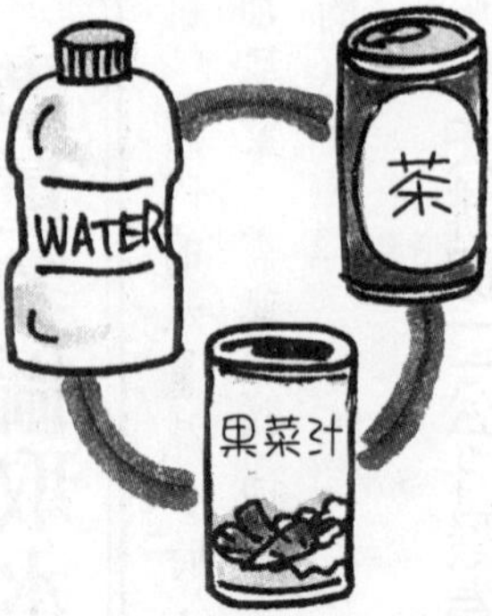

❶適合用來補充水分的飲料

水、烏龍茶等幾乎無熱量。而一九〇毫升的罐裝果菜汁，則為熱量三十大卡的低熱量飲料，同時具有使尿鹼性化的作用。運動飲料或營養口服液則是高熱量飲料，要注意。

memo

喝烏龍茶能夠提高熱量的消耗量

「吃完油膩的食物後，最好喝杯烏龍茶」。在中國，認為喝烏龍茶能夠有效的預防肥胖。

德島大學醫學部營養學科的山本茂教授，經由科學的實驗，證明「烏龍茶不僅本身無熱量，同時也具有減少熱量的效果」。

物質燃燒時，會藉著碳和空氣形成二氧化碳，而在這個過程中就產生了熱量。以人類來說，食物大部分都是碳，與經由呼吸得到的氧反應，產生二氧化碳，並且藉由呼氣由口中吐出二氧化碳，在此過程中就產生了熱量。

山本教授讓被實驗者戴上口罩，經過二小時後，收集他們所呼出來的氣體，分析其中所含的氧和二氧化碳，計算熱量的消耗量。

結果如圖表所示，如果是水的話，則一杯的熱量消耗量幾乎沒有變化，如果是綠茶，則為12大卡，而烏龍茶則為25大卡。

山本教授認為「理論上，一杯烏龍茶能夠消耗掉相當於步行10分鐘所使用掉的熱量。大家都知道咖啡因能夠提高熱量的消耗量，而這次所使用的綠茶、烏龍茶的咖啡因含量，綠茶甚至為烏龍茶的二倍以上，因此，烏龍茶的效果應該是咖啡因和其他的成分所造成的。這次的研究只利用二小時的時間來進行，所以並不算是完美的實驗。美國的研究所打算花24小時的時間來調查熱量的消耗掉」。

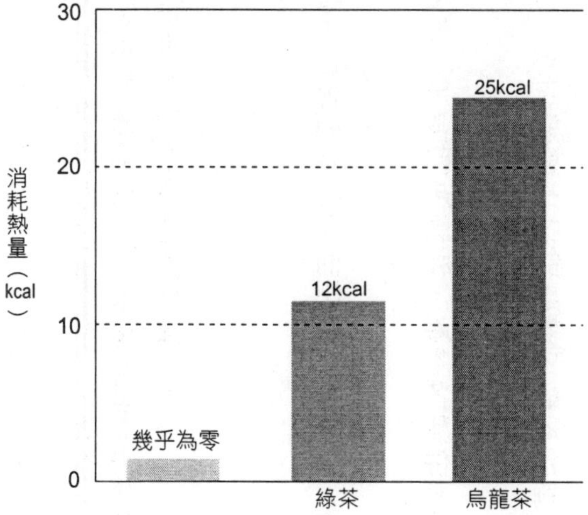

一天快步走三十分鐘

想要消除肥胖、預防併發症，就要在不勉強的情況之下進行有氧運動。不必特別挑選運動項目，首先就從一天快步走三十分鐘開始吧！

★進行適度的運動具有各種效果

劇烈的運動會促進體內產生尿酸，同時，也會因為流汗而出現脫水狀態，所以不建議高尿酸血症的人進行劇烈運動。

但是，完全不運動也會造成反效果。運動不足會引起肥胖，產生各種併發症，因此，要進行適度的運動。

高尿酸血症患者要積極的進行有氧運動。有氧運動是指能讓體內攝取足夠的氧而且能輕鬆活動身體的運動。包括走路、游泳、有氧舞蹈等。

進行有氧運動，能夠使體內的代謝順暢，尿酸值逐漸下降。同時身體能夠在不勉強的情況下進行運動，因此，不會過度刺激心臟和血管，反而能夠強化心肌。

長時間持續進行，能夠使脂肪變得容易燃燒。這種有氧運動，應該和食物療法

走路時的重點

不會對身體造成負擔而且能夠輕鬆持續的運動，就是快步走。要穿著容易走路的鞋子來進行富於節奏的步行運動。

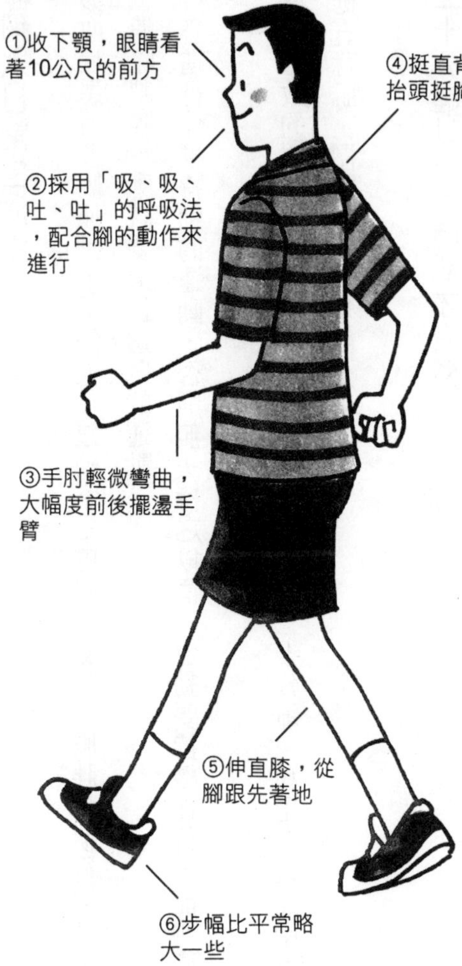
①收下顎，眼睛看著10公尺的前方
④挺直背肌，抬頭挺胸
②採用「吸、吸、吐、吐」的呼吸法，配合腳的動作來進行
③手肘輕微彎曲，大幅度前後擺盪手臂
⑤伸直膝，從腳跟先著地
⑥步幅比平常略大一些

一起納入高尿酸血症患者的生活改善項目中。

⊛將運動納入日常生活中

高尿酸血症患者多屬運動不足的人。運動不足會引起肥胖，肥胖會使得尿酸值上升。為了消除肥胖，應該要進行適度的運動。

最初不必進行什麼特別的運動，否則無法持之以恒。運動要持續進行才能夠產生效果。

較簡單又有效的運動，就是快步走。盡量持續步行三十分鐘。利用上班途中或休假日，挺直背肌、擺盪手臂快步的走吧！

❶要走三十分鐘以上的時間才有效

從開始運動到脂肪開始燃燒之前，要花二十分鐘的時間。因此，如果在二十分鐘以內就結束運動的話，脂肪不會燃燒，而會蓄積在體內。要使脂肪燃燒，則至少是二十分鐘加上十分鐘，也就是要走三十分鐘。最初可以從較少的時間開始練習，習慣之後，就要慢慢的延長步行的時間。

享受「輕鬆」無法變瘦

現代社會一切都追求方便，但是活用這些方便而過著「輕鬆」的生活，反而減少了活動身體的機會。在日常生活中要多活動身體，創造一個不容易讓脂肪堆積的身體。

★越是肥胖的人就越不想動

肥胖的人懶得活動身體，運動不足，甚至經常坐在那裡吃著東西，亦即是由自己製造出肥胖的身體，這種例子並不少。

這些人在平常的行動中，會避免讓自己旺盛的活動，採取較輕鬆的行動形態。典型的例子就是不想爬樓梯。即使只要爬二、三樓，也會搭乘電梯或手扶梯。不論是在街上、車站或公司，都已經養成懶得活動的習慣。

★以爬樓梯代替電梯，在日常生活中進行減肥

爬樓梯是在日常生活中能夠進行運動的絕佳機會。並不一定要到健身房去做運

動，只要積極的爬樓梯，就能夠消除肥胖。

在日常生活中活動身體的機會，不僅是爬樓梯而已，外出辦事時，可以提早下車，多走一點路，或是將經常使用的東西放遠一些，讓自己活動一下身體去取用。另外，在電視的廣告時間裡，可以進行一些簡單的體操。花點工夫稍微活動身體，讓自己趕緊擺脫享受「輕鬆」的生活吧！

❗運動時的注意事項

最好選擇不會厭倦、能夠長久持續進行下去的運動。過度劇烈的運動或必須要一決勝負的運動會產生壓力，盡量避免。

走路、輕度慢跑、游泳等，都是能夠輕鬆進行的運動。

在進行運動的前後，要注意以下的事項。

- 身體狀況不良時不要勉強進行。
- 要先做準備運動。
- 運動後不要立刻洗澡或喝酒。
- 肌肉、關節疼痛或呼吸困難時，要馬上中止運動。

稍微用點心，就能夠輕鬆的做運動

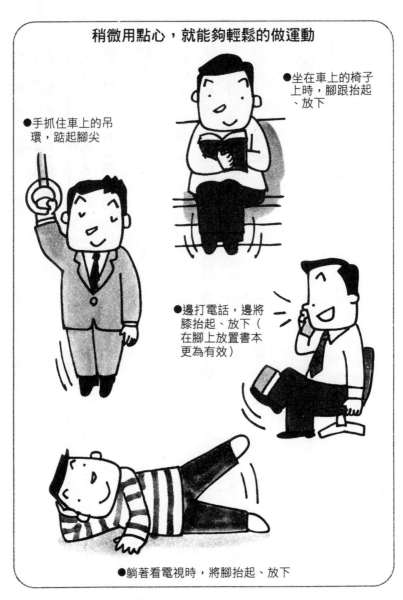

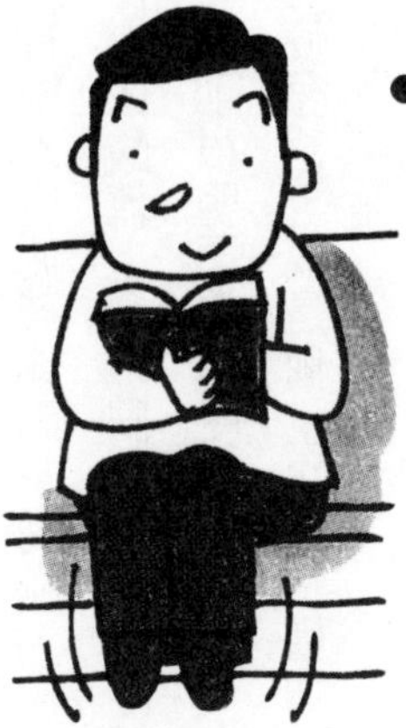

●坐在車上的椅子上時，腳跟抬起、放下

●手抓住車上的吊環，踮起腳尖

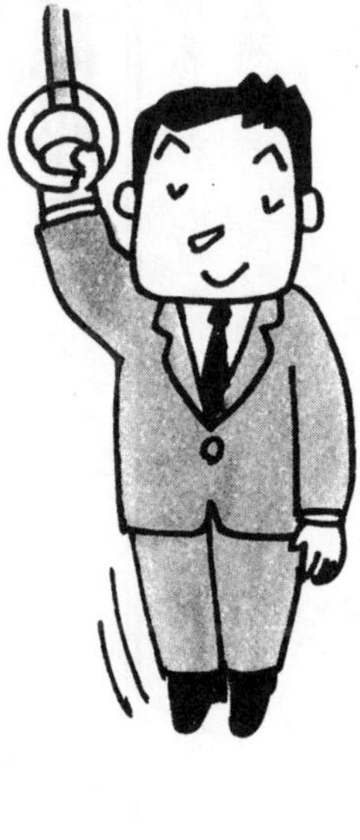

●邊打電話，邊將膝抬起、放下（在腳上放置書本更為有效）

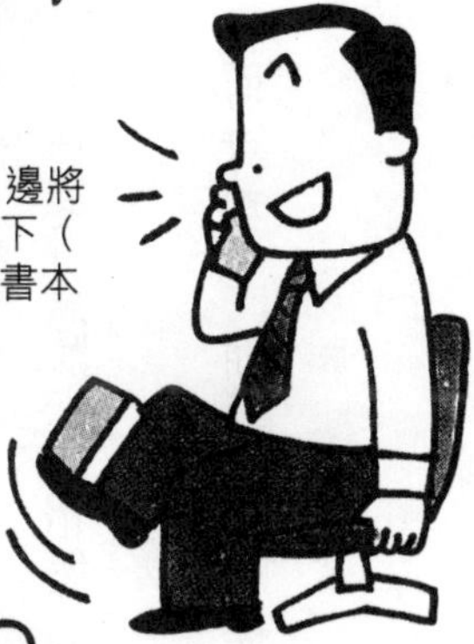

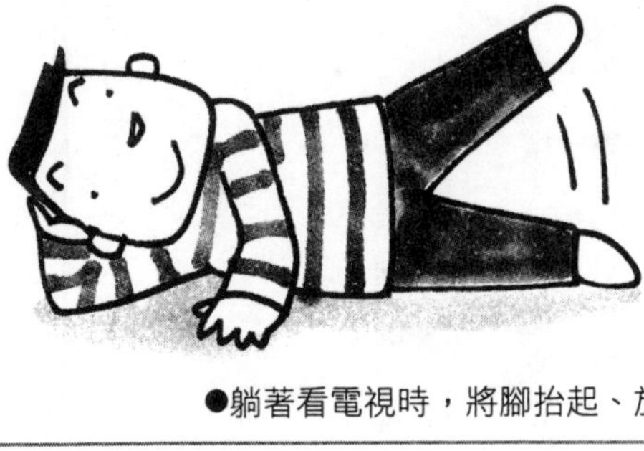

●躺著看電視時，將腳抬起、放下

巧妙的消除壓力

現代社會充斥著壓力，但是，藉著暴飲暴食來消除壓力是不智之舉。感覺疲勞時，要好好的休養，避免尿酸上升。

★醒來時殘留疲勞感，那就要注意了

持續過度疲勞或因為調職、換工作等，都會導致壓力積存。一旦壓力堆積，就會使得尿酸值上升，同時，為了紓解壓力，也容易暴飲暴食。

除了很明顯的承受壓力之外，在不知不覺中也可能導致壓力堆積。早上醒來時殘留疲勞感，或是酒量比平常增加，個性變得焦躁，或相反的變得憂鬱時，都要注意。

壓力過剩時，自己往往沒有發現而持續勉力而為，最後壓力達到頂點而引起痛風發作。

找尋適合自己的壓力消除法

為了對抗外界的變化（壓力），人體內會產生壓力反應。而為了緩和壓力反應，必須去尋求一些能夠使自己得到放鬆的香氣、音樂、場所等。

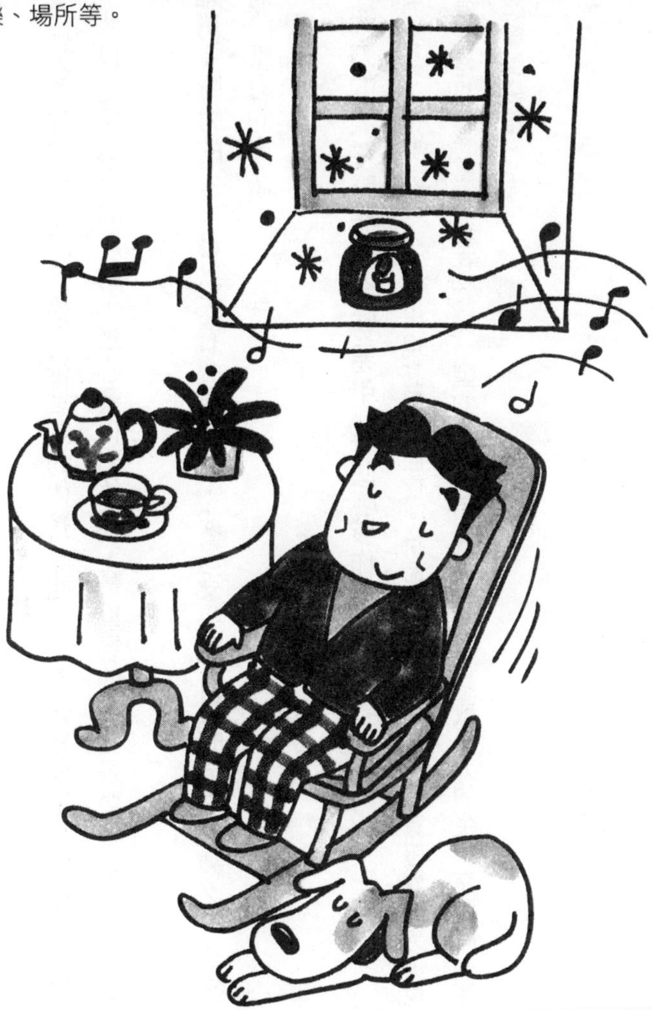

★身心都要得到充分的休息

感覺疲勞或壓力積存時，要取得足夠的休養。此外，不光是要讓身體休息，也要從事一些自己感興趣的運動，讓心靈得到放鬆。最重要的，就是要讓身心都完全得到解放。

很難消除壓力的人，可以去看心理醫師，或接受心療內科的治療。總之，要找尋能夠消除壓力的方法。

❗工作努力的人在緊張場合容易引起痛風發作

行動力強、工作努力的人容易出現高尿酸血症。拚命努力工作的人，就算感覺疲勞，也會勉力而為，結果導致壓力積存。這一型的人，在面臨重要的會議或重大的生意交涉時，往往容易引起痛風發作。

下定決心戒菸

將近七成的男性都相信抽菸有害身體健康而想要戒菸，只是因為不易戒除而感到苦惱。但無論如何，一定要讓自己脫離尼古丁依賴症。

⊛抽菸會使血壓上升，促進動脈硬化

抽菸「百害而無一利」。抽菸容易引起各種疾病，這已經是一般常識了。但是習慣抽菸的人，往往因為無法戒菸而感到苦惱。

雖然抽菸不會使得尿酸值上升，但是，卻會使高尿酸血症較常見的併發症動脈硬化加速進行。高血壓的人經常抽菸，確實會導致血壓上升。

⊛早上一起床就抽菸最危險

大家都知道，抽菸對於支氣管和肺等呼吸器官系統會造成不良的影響。此外，也會引起其他的各種疾病。菸中所含的尼古丁，會減少血中的HDL膽固醇（好膽固醇），加速動脈硬化。而尼古丁和菸中所含的一氧化碳，則會使血管收縮，導致血壓上升。

抽一根菸，會使收縮壓上升十～二十㎜Hg，尤其早上一起床就抽菸，更會造成不良的影響，血壓會比平常抽菸時上升二倍以上，亦即收縮壓會上升三十～五十㎜Hg。一天抽數十根菸的老菸槍，則血壓會和菸不離手的狀態成正比，持續出現較高的狀態。

抽菸不只會引起心臟病和高血壓，同時也會產生腦血管障礙、肺癌、喉癌等致命的疾病。只要想想抽菸會縮短壽命，就知道戒菸的重要性了。

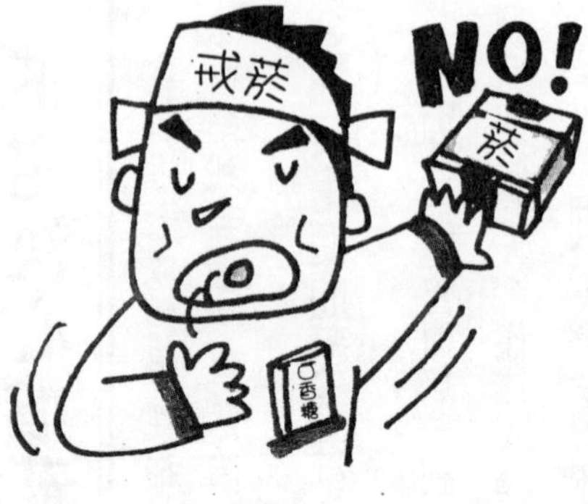

❗搭配指導與戒菸輔助道具有效的戒菸

實在無法戒菸的人，可以求助醫療機構。有些醫院和衛生所等會設立個別指導中心或健康教室。在那裡有醫師和護士指導你戒菸，同時也可以利用尼古丁口香糖或尼古丁貼片等戒菸輔助道具來進行有效的戒菸。

memo

菸所造成的各種害處

抽菸不只會引起動脈硬化或高血壓，同時也會引起以下的疾病。

●狹心症、心肌梗塞、腦梗塞

吸菸時，大量的一氧化碳會進入體內。一氧化碳會使得血中的血紅蛋白運送氧的能力降低，結果氧無法充分送達身體各處，使得心臟和腦細胞慢性缺氧，成為引發狹心症、心肌梗塞、腦梗塞的關鍵。如果在供給心肌的氧已經欠缺的情況下又抽菸的話，那麼就會引起心臟病發作。

●粉瘤硬化

抽菸時，血中的游離脂肪酸會增加，血小板容易附著於血管壁，引起動脈硬化中的粉瘤硬化。

●各種癌症

菸中所含的焦油等致癌物質，容易引發肺癌與喉癌，同時和膀胱癌、胰臟癌等許多癌症的發病都有關。

●胃、十二指腸潰瘍等消化系統的疾病

飲酒、抽菸、壓力會攻擊胃黏膜，成為引起胃、十二指腸潰瘍等消化系統疾病的原因。

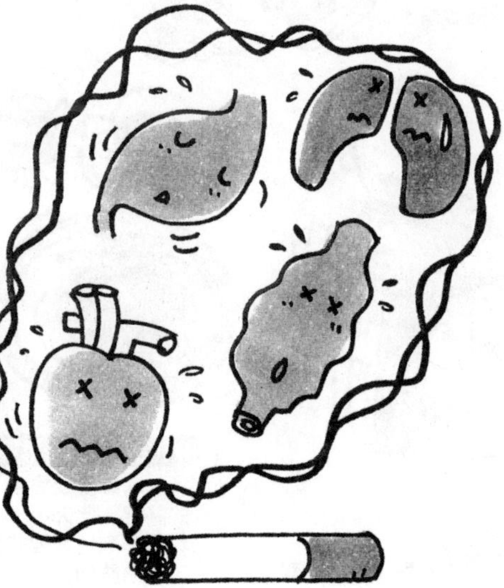

COLUMN

戒菸成功的工夫

要成功的戒菸，就要過著讓自己不想抽菸的生活，而以下的工夫能夠奏效。

●捨棄抽菸道具

平常置於身邊的菸灰缸、打火機等吸菸道具，全部予以拋棄。

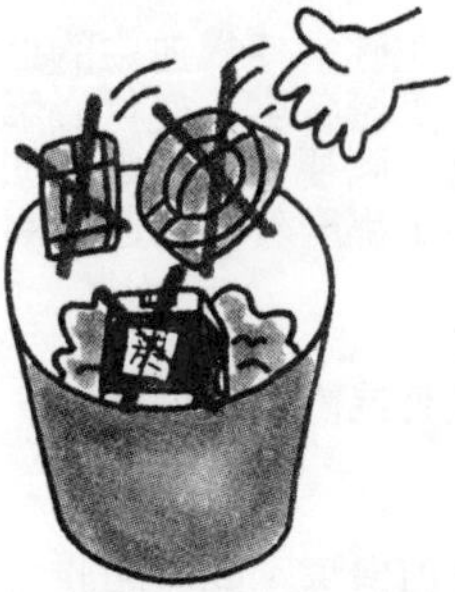

●把買香菸的錢存下來

盡量不抽菸，把香菸錢存下來。只要成功的戒菸，就能夠利用省下的香菸錢買自己喜歡的東西。

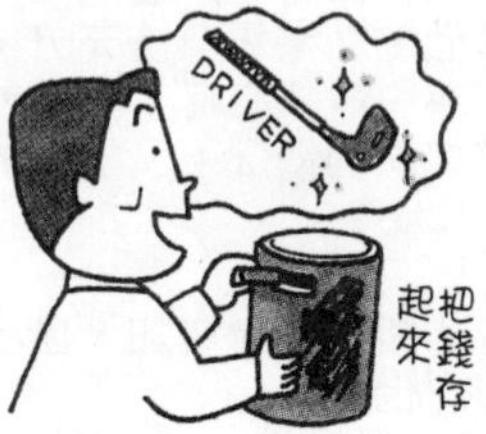

●攝取水分較多的食物

水分較多的蔬菜或水果，口味清淡，味道不易殘留於口中，藉此能夠打斷飯後想要抽根菸的念頭。

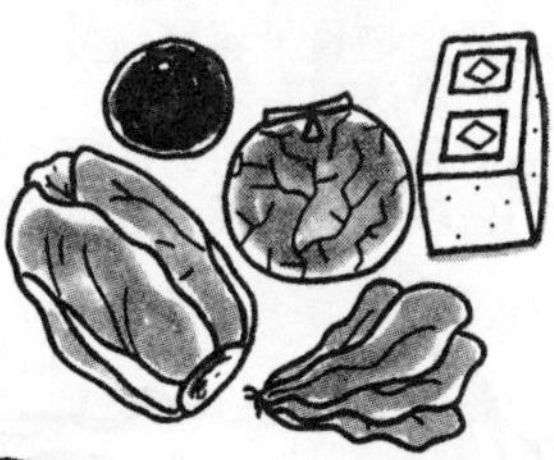

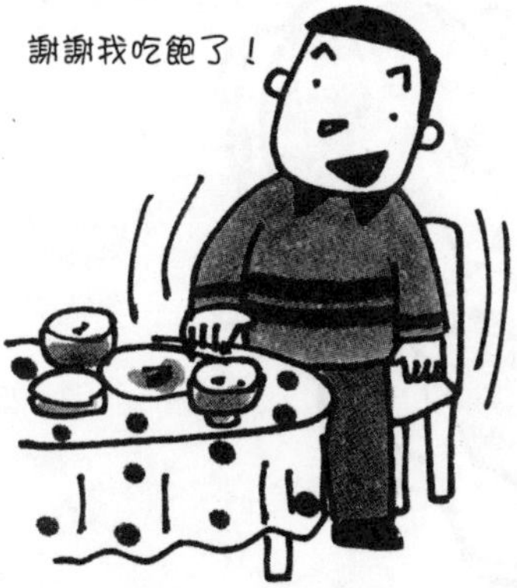

●飯後盡量早點離席

有些人在飯後覺得輕鬆了不少而想要抽根菸，這時最好早點離席。

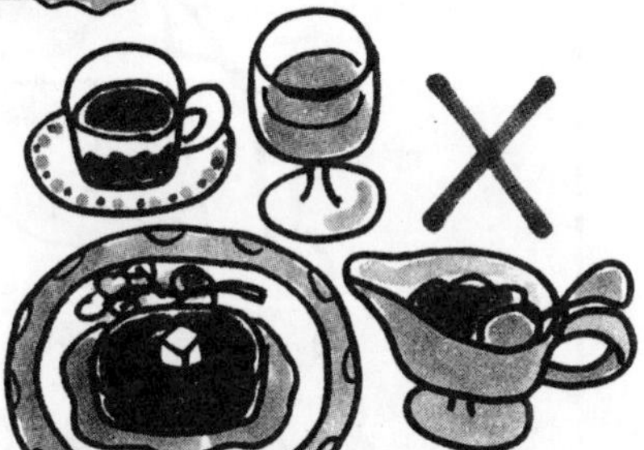

●避免攝取咖啡、酒等刺激性較強的食物

喝咖啡或酒容易成為想要吸菸的關鍵。此外，攝取含有很多香辛料等刺激性較強的料理，或高熱量、高脂肪的飲食，會因味道殘留在口中，所以想要抽菸。

第5章

需要接受藥物治療時

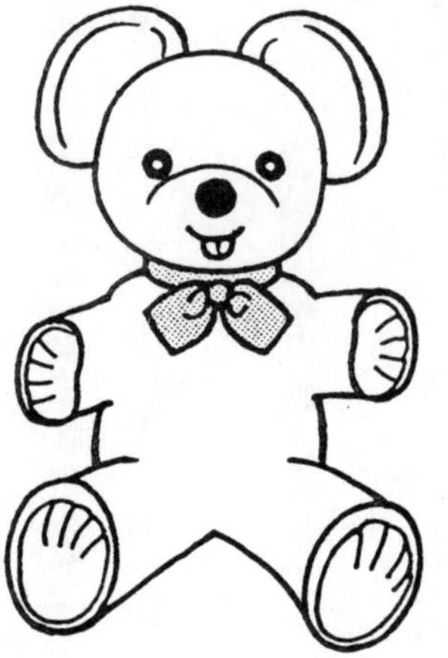

尿酸值超過九mg／dℓ時就要接受藥物治療

引起痛風發作，或即使沒有發作，但尿酸值卻一直持續出現九mg／dℓ以上的高數值時就要服藥。不進行藥物治療，容易引起痛風發作。

★目的在於抑制發作及控制尿酸值

沒有發作而尿酸值在九mg／dℓ以下的人，要改善生活習慣，同時去除會引起高尿酸血症的環境要因，以控制尿酸值。此外，即使尿酸值在九mg／dℓ以下，但出現腎障礙及尿路結石等併發症時，則要進行藥物療法。

另外，即使沒有引起痛風發作，但是，尿酸值卻一直持續出現九mg／dℓ以上的高數值時，也要接受藥物治療。

藥物的種類大致分為「快要引起痛風發作時所服用的藥物」、「抑制痛風發作的藥物」以及「控制尿酸值的藥物」這三種。

即將出現痛風時所服用的藥物，以及為了抑制發作而服用的藥物，都是對於痛風發作所進行的治療。而另一種控制尿酸值的藥物，則是在發作後無症狀時，為了使尿酸值保持穩定同時預防併發症而使用的藥物。

治療高尿酸血症的藥物有很多種。

這些藥物的使用，必須要依高尿酸血症的形態、腎障礙的程度、尿路結石的有無、併發症等疾病的有無等訊息來選擇。

memo

服用藥物時的注意事項

- 依照醫師的指示遵守服用量及服用方法，不可任意中止服藥。
- 每天按時服藥。不可以因為一次忘記服藥而在下一次服用二倍的藥量。
- 服藥時是攝取水分的機會，要用大量的水送服，藉此增加尿量。

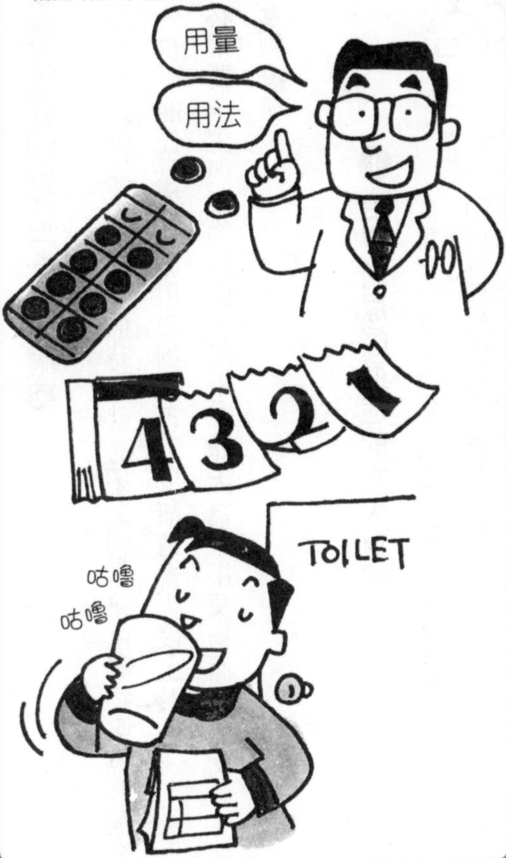

㊍抱持長期與疾病相處的覺悟之心來服藥

尿酸值持續出現九mg／dℓ以上的高數值時，就必須要經常藉由藥物來控制尿酸值。即使沒有症狀，也不能任意停止服用藥物，否則尿酸值會再度上升。

換言之，有時必須要一生與藥物為伍。但也不能因為服用藥物而深感安心，而要一併進行適當的食物療法。

❗治療高尿酸血症的六大目標

高尿酸血症的治療，具有以下的六大目標。

①保持尿酸值在正常範圍內。
②不會出現痛風發作。
③使痛風結節消失。
④不會因為尿路結石而引發疼痛。
⑤遏止腎障礙持續進行。
⑥預防及改善肥胖、高血壓、耐糖力障礙、高血脂症。

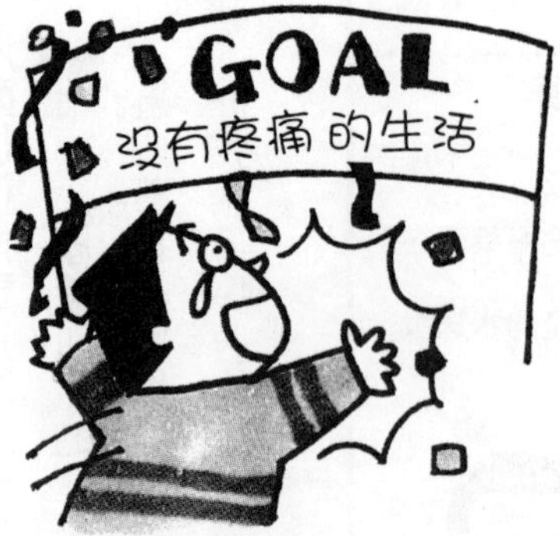

痛風即將發作時所服用的藥物

出現痛風發作的前兆時，就可以服用秋水仙鹼，藉此防範發作於未然。即使發作，也能夠減輕症狀。要遵守醫師的處方來服用秋水仙鹼。

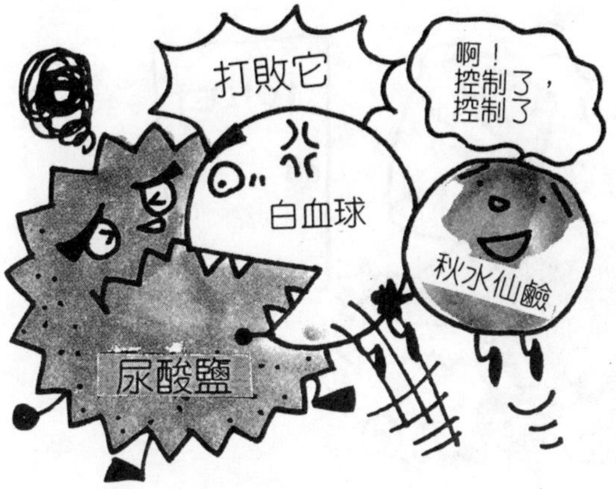
啊！
控制了，
控制了
打敗它
白血球
秋水仙鹼
尿酸鹽

秋水仙鹼能夠抑制白血球的攻擊

★抑制發炎症狀惡化的秋水仙鹼

最初出現痛風發作時，大都是突然產生劇痛。但是，只要曾經有過一次發作經驗，通常都能掌握痛風即將發作的時機。

會出現腳拇趾發癢或不適感等，因人而感覺各有不同。但是大部分的患者在發作前夕，都會出現這一類的前兆。

出現前兆時服用藥物，就能夠預防發作或減輕發作的症狀。

用來防範發作於未然的代表藥物，就是秋

大量服用會產生副作用，要注意

水仙鹼（colchicine）。

秋水仙鹼是在白血球視結晶化的尿酸鹽為異物、想要加以擒拿而發動攻擊時能夠抑制白血球作用的藥物。並不是止痛藥，所以，要在感覺出現發作前兆時或發作之初立刻服用。

★大量服用會引起副作用

每隔數小時服用秋水仙鹼，就能夠確實的抑制發作。但是，大量服用秋水仙鹼會產生副作用，出現嚴重的下痢或嘔吐等，有時也會掉髮，或抑制骨髓的機能，使得白血球或紅血球數減少。

此外，也可能會暫時出現無精子症。因此一天的服用量以一顆為限。

若仍然出現發作，那麼，就要服用下一個

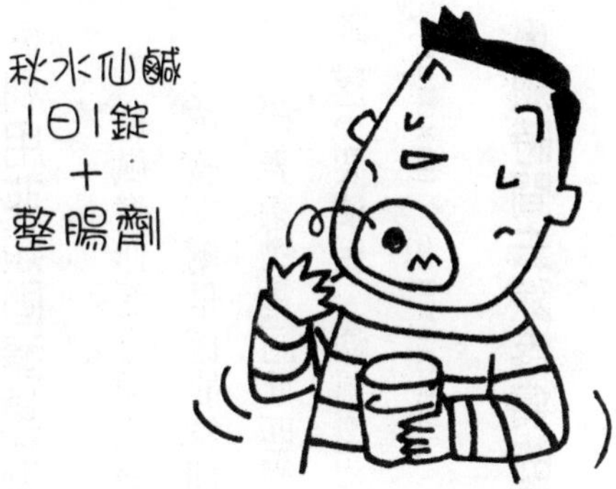

階段的藥物。原則上，要在最早時期服用最少量的秋水仙鹼。絕對不可濫用藥物。

使用歷史相當悠久的秋水仙鹼

秋水仙鹼是從百合科的秋水仙種子與球根中所取得的物質，長久以來，一直被當成痛風的特效藥來使用。

在歐美，每隔二～五小時服用〇・五mg，使用總量以六mg為限。不過，日本人的體格較小，同時為了避免產生副作用，所以，若基於預防發作的目的而使用時，以一天服用一錠（〇・五mg）為原則。為了預防下痢，也可以一併服用整腸劑。

痛風發作時才能夠服用的藥物

出現劇烈疼痛的痛風發作時，要服用藥物以抑制發炎症狀、去除疼痛。為了及早去除疼痛，可以採用在短時間內服用大量藥物的方法。

⊛利用非類固醇類抗發炎劑抑制發炎症狀

痛風發作而出現劇痛時，為了抑制發炎症狀，要使用非類固醇類的抗發炎劑。抗發炎劑是指能夠抑制發炎症狀、去除疼痛的藥物。腰痛或牙痛時也可以使用。代表藥物是阿斯匹靈。阿斯匹靈具有使尿酸值產生變動的作用，因此，在這個階段不要使用。痛風發作時主要使用的藥物包括Diclofenac Sodium、甲氧萘丙酸（Naproxen）和Indocin等。

⊛短時間去除疼痛的服用三原則

這些非類固醇類的抗發炎劑，具有服用的「三大原則」。

①發作時要儘早服用最大常用量（參見一八七頁表）。

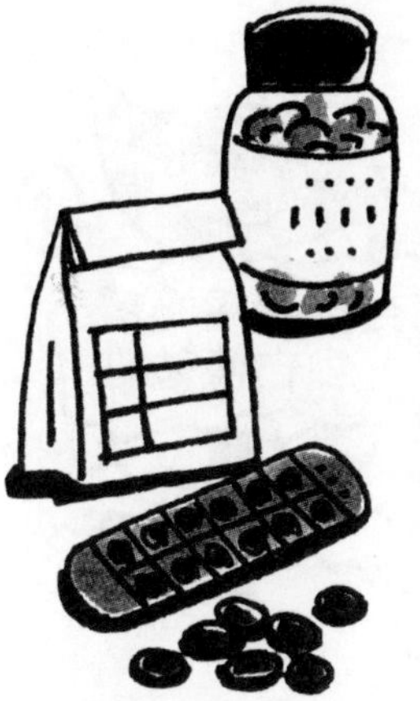

非類固醇類抗發炎劑的服用量		
一般名稱	藥　量	常用量 （普通的服用量）
Naproxen	1錠100mg	1次2錠，1日2～3次
Diclofenac Sodium	1錠25mg	1次1～2錠，1日2次， 或1次1錠，1日3次
Indomethacin	1膠囊25mg	1次1膠囊，1日2～3次
Fenbufen	1錠200mg	1次2錠，1日2～3次

②發作時不要開始服用降尿酸劑。

③在發炎症狀消失後，要停止服用非類固醇類抗消炎劑。

只要遵守這三大服用原則，那麼，大部分的痛風發作都能夠加以抑制。

⊛按照醫師的指示來服用

這個方法因藥物的不同，服用量等也各有不同，一定要按照醫師的指示來服用。

抗發炎劑會損傷胃，也可能會出現發疹或發燒等的副作用。

一般而言，效果越強的藥，副作用越強。此外，有腎障礙的人，因為腎功能已經減弱，所以服用前也要和醫師商量。

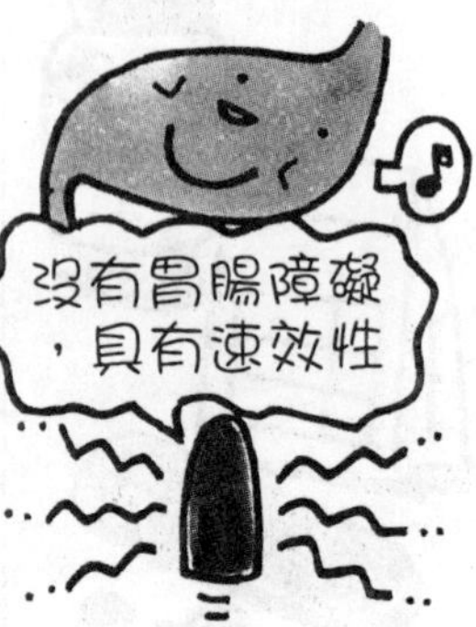

使用內服藥或塞劑

非類固醇類抗發炎劑包括內服藥及塞劑二種。有的人對於塞劑這種使用藥物的方法會產生抵抗感，但是，其吸收性比內服藥更快，具有速效性。而且具有胃腸障礙的副作用較少的特徵。

就算殘留症狀，但症狀還是會消失

痛風發作被抑制之後，可能會殘留輕微的發麻或局部色素沈著等症狀。這些症狀即使不予理會，也會完全消失。不要因為發麻或色素沈著的症狀久久不去就持續使用抗發炎劑。

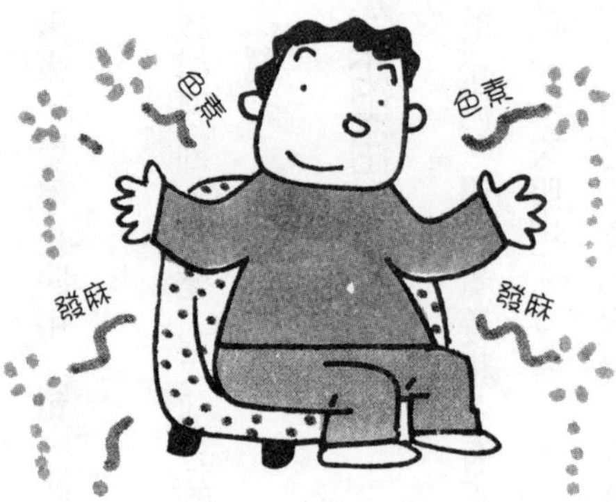

COLUMN

痛風發作急性期的治療原則

痛風發作的急性期，可以分為前兆期、極期、輕快期、紓緩期這四個時期。這是依照疼痛演變的經過來加以區分。因此，依時期的不同，治療方法也不同。痛風發作的藥物治療，因時期的不同而有明確的治療方法，因此，不要自行濫用藥物或替換成不同的藥物，否則會造成反效果。

不要擁有藉著大量服藥來擺脫疼痛、迅速治好疾病的想法。要按照以下原則，遵守醫師的指示來服藥。

前兆期

出現痛風發作的前兆時，服用治療藥即可預防痛風發作。代表性的治療藥是秋水仙鹼。原則上一日使用一錠。不光是秋水仙鹼，也可以使用非類固醇類的抗發炎劑。這些藥物對於痛風發作的初期症狀十分有效，是能夠緩和疼痛的藥物。但是在此之前，並沒有能夠預防發作的服用藥。

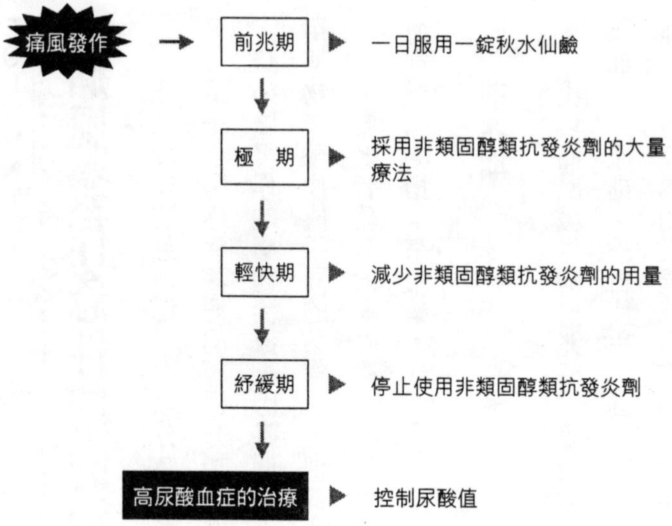

極期

在痛風發作達到顛峰的極期，要使用能夠抑制發炎和疼痛的非類固醇類的抗發炎劑。藉著在短期間內服用比平常更多的藥來抑制發作。

但是，絕對不可服用過量的藥物或提早服藥。

此外，雖然尿酸值上升，但也不能夠服用降低尿酸值的降尿酸劑。這種藥物即使能使尿酸值下降，可是卻不能夠抑制痛風發作，反而會導致發炎症狀惡化。

基於相同的理由，已經服用降尿酸劑的人，在發作時，不可任意增加或中止服用量，而要維持和以前藥量。

輕快期

在症狀減輕、還殘留疼痛時，就要停止大量服藥的方法，減少服用的常用量。

紓緩期

在症狀完全消失之後，要立刻停止使用抗發炎劑，否則容易引起副作用。之後則以控制尿酸值為目的來進行治療。

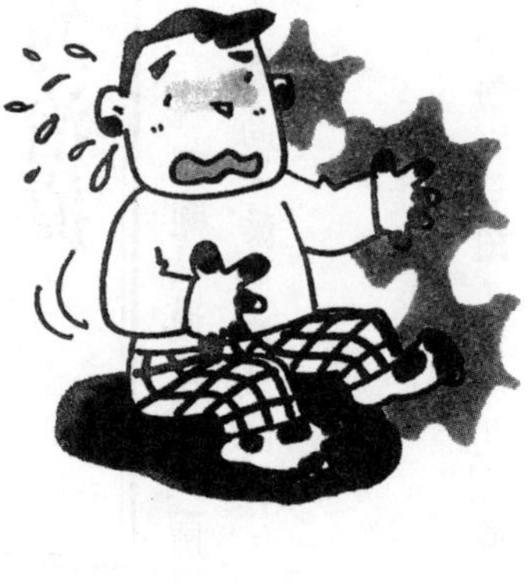

痛風發作結束後開始進入真正的治療

痛風發作的症狀消失，並不代表疾病已經痊癒了。就如颱風過後暴風雨可能會接踵而至一樣。在無症狀的間歇期，才是開始治療高尿酸血症的時期。

⊛即使疼痛消失，但是疾病並沒有痊癒

即使是會產生劇痛的痛風發作，最後症狀還是會消失得無影無蹤，但不可因此而安心的認為疾病已經完全痊癒了。

關於痛風發作的藥物治療，只不過是去除關節炎疼痛的治療而已。疼痛消失，並不表示高尿酸血症已經痊癒了。沒有出現疼痛和症狀的時期稱為「間歇期」，這時才是真正開始進行高尿酸血症治療的時期。

治療高尿酸血症的基本，就是要將尿酸值控制在適當的數值範圍內。保持尿酸值的正常，就不會引起痛風發作，也不會引起腎功能的毛病。

相反的，如果在這個時期不加以治療，則尿酸值會上升，反覆出現痛風發作，甚至會併發腎障礙或尿路結石。

★驟然降低尿酸值又會引起痛風發作

間歇期的治療，並不是在痛風發作剛過後開始的。因為在發作時或發作剛過後驟然降低尿酸值，又會再度引起發作。

因此，要在發作結束後不久、進入穩定期時再進行治療。即使尿酸值很高，也要慢慢的讓它下降到正常範圍。驟然降低尿酸值，會再度引起痛風發作。

memo

間歇期治療的原則

- ●不要使用抗發炎劑或秋水仙鹼等
- ●不要驟然降低尿酸，要花3～6個月的期間使尿酸值慢慢下降，從少量開始使用降尿酸劑。
- ●要持續一生控制尿酸。控制不當時，可能會引起痛風結節、腎障礙、缺血性心臟疾病等的併發症或二次障礙。

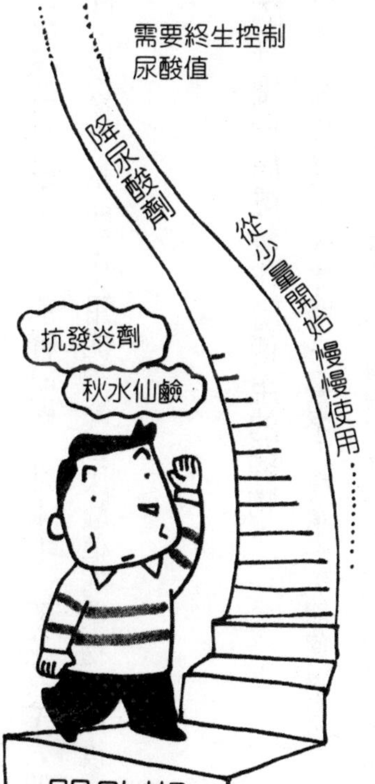

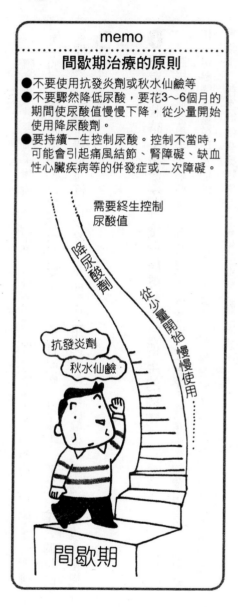

體內大量蓄積尿酸的人，如果大量的使用促進尿酸排泄的藥物，那麼，排泄到尿中的尿酸暫時增加，可能會引起尿路結石或腎障礙。基本上，要花三～六個月的期間使尿酸值慢慢的下降。要從少量開始使用能夠降低尿酸值的藥物，然後再慢慢的增加用量。

沒有症狀時，也要隨身攜帶痛風發作時使用的藥物

高尿酸血症患者，隨時都存在痛風發作的危險性。為了以防萬一，即使沒有出現痛風發作，也要隨身攜帶秋水仙鹼及抗發炎劑。尤其是出差機會較多的上班族，容易積存壓力而引起發作。在使用這些藥物之前，要先徵求醫師的同意。

開始治療後就要定期接受檢查

開始進行高尿酸血症的治療後，為了調配治療效果及藥物的副作用，必須要定期接受檢查。進行檢查，就能夠預防併發症。因此，不光是服用藥物，同時也要定期接受檢查。

控制尿酸的藥物有二種

要使尿酸控制在正常範圍內，依高尿酸血症型態的不同，而有二種使用藥物。要遵守正確的藥物種類及服用量來使用，這才是降低尿酸值的根本方法。

⊛使用尿酸排泄促進劑或尿酸生產抑制劑

控制尿酸要持續一生進行，所以，要慎重選擇使用的藥物，在開始進行治療之前，必須要調查是屬於高尿酸血症中的何種型態（參見六十四頁）。型態有二種。一包括尿酸排泄不順型（尿酸排泄降低型）以及尿酸生產過多型（尿酸生產過剩型）。

前者要使用促進尿酸排泄到尿中的「尿酸排泄促進劑」，後者則要使用抑制體內尿酸的合成、減少血中尿酸的「尿酸生產抑制劑」。如果是同時擁有尿酸排泄降低型與尿酸生產過剩型的混合型，則要考慮併發症等的問題，而由醫師來決定到底要使用何種藥物，或是併用兩種藥劑。

⊛服用量從少量開始，慢慢增加為常用量

最初一定要從最少用量開始使用這些藥物，然後再慢慢的增加藥量。隨著尿酸值的緩慢降低，當尿酸值到達正常範圍內時，就要固定服用量來控制尿酸值。

如果一開始就服用常用量，尿酸驟然下降，則容易引起痛風發作。此外，使用尿酸排泄促進劑，也有導致腎障礙或尿路結石的危險性。

為了持續服用藥物，一定要和醫師保持密切的連繫。基本上，要按照規定看門診。一方面接受治療，一方面調查併發症的有無，同時接受醫師的食物療法與尿路管理等的指導。

❗尿酸值控制的目標

利用藥物治療來控制尿酸值時，是以六mg／dℓ為目標。當尿酸到達七mg／dℓ以下時，就不必再繼續溶解尿酸了。為了考慮到一些變動的情況，因此設定六mg／dℓ的數值。如果下降過度，即表示藥量使用過多。此外，食物療法奏效時，也可以減少藥量。

memo

一天忘記服用時，第二天要服用半量

一天忘記服藥的話，則第二天尿酸濃度會急速上升，所以要每天按時服藥。萬一某日忘記服藥，那麼第二天絕對不可服用二天份的藥物。

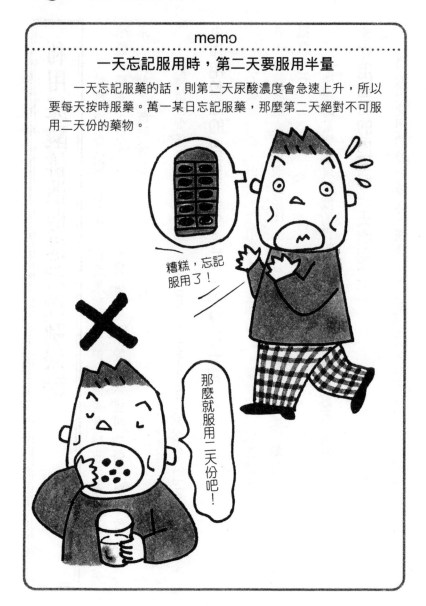

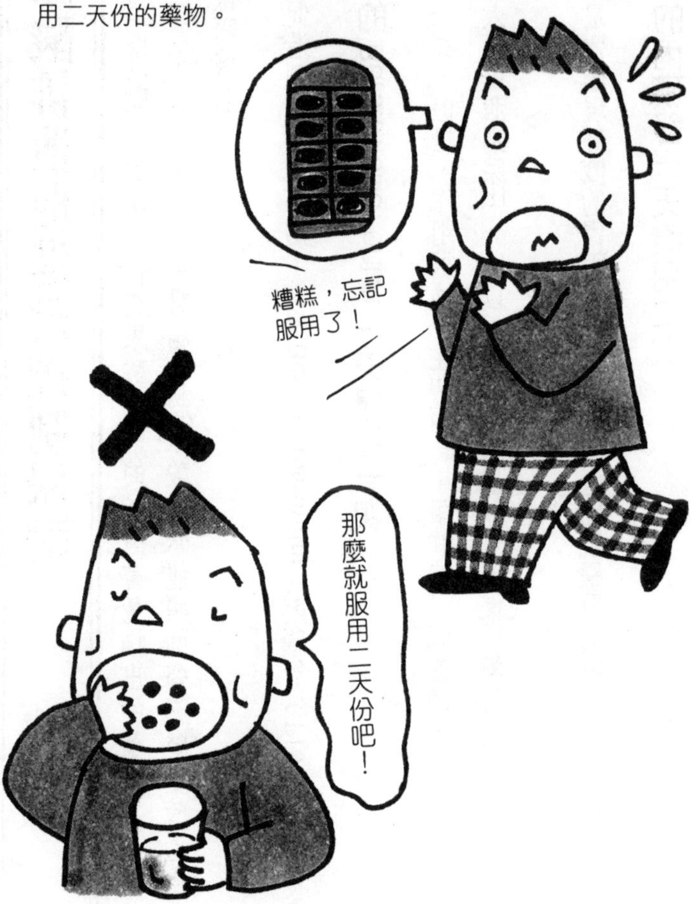

利用尿酸排泄促進劑控制尿酸

尿酸排泄促進劑，是讓積存在尿酸池中的尿酸盡量排出的藥物，如同將水龍頭開大、使水大量排出。會對相當於尿酸池水龍頭的腎臟腎小管產生作用，抑制尿酸再吸收。

尿酸排泄促進劑的代表藥物，就是Benzbromaronum、丙磺舒（Probenecid）。

⊛作用較強的Benzbromaronum一天服用一次

一天服用一次，但是，作用很強，在初期時，尿酸值可能會過度急速下降。此外，因為尿酸大量排泄到尿中，所以，如果不增加尿量或使尿鹼性化，很容易出現尿路結石。

副作用即是會出現輕度的胃腸障礙，偶爾也會出現嚴重的肝障礙或骨髓障礙。

⊛作用溫和的丙磺舒一天服用二次

目前所使用的控制尿酸的藥物中，以丙磺舒的歷史最為悠久。一天服用二次，與Benzbromaronum相比，作用約減少二十分之一，但是，副作用較少。在服用這個藥物的同時，如果服用盤尼西林或安比西林等抗生素，就具有延遲抗生素排泄的作用。

副作用則是，偶爾會出現胃腸障礙或濕疹。

尿酸排泄促進劑的作用

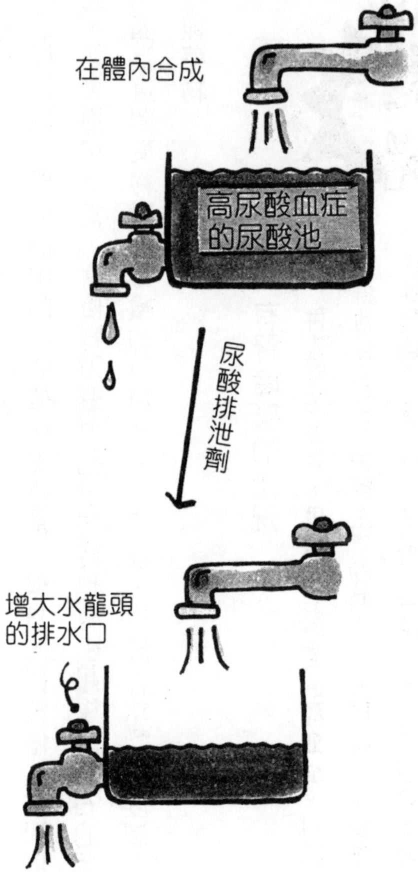

★用法不當會引起尿路結石

尿酸排泄促進劑，能使血中的尿酸值恢復正常，但是，卻會增加排泄到尿中的尿酸，因此，如果用法不當，會使腎障礙惡化，同時也有引起尿路結石的危險性。

另外，因為這個藥物對於腎臟的作用較弱，所以，對於腎功能極度減退的患者不會使用這種藥物。

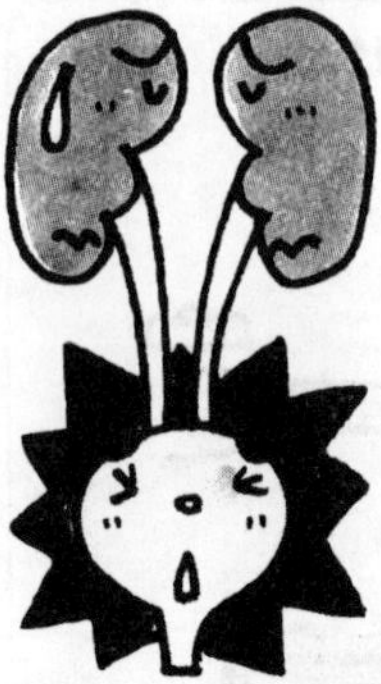

❗有腎障礙的情況

併發腎障礙時，就很難治療高尿酸血症。可能要併用尿酸排泄促進劑及尿酸生產抑制劑。尿酸排泄促進劑與尿酸生產抑制劑的分別使用法與併用療法，必須從效果和副作用、痛風及高尿酸血症的種類、併發症的程度等各層面來考量，由醫師來進行診斷，所以，要遵從醫師的指示去做。

❗服用尿酸排泄促進劑時的注意事項

尿酸排泄促進劑會增加排泄到尿中的尿酸，一旦使用方法、適應症例弄錯，會導致腎障礙惡化，同時也可能引發尿路結石，要注意。

利用尿酸合成抑制劑堵住尿酸出入口

尿酸是經過很多過程製造出來的，而尿酸合成抑制劑則是抑制在生產尿酸的最後階段發揮作用的酵素黃嘌呤氧化酶的功能，堵住進入尿酸池的尿酸出入口。

如果進入尿酸池的尿酸量較少，其中的尿酸就不會增加，而排泄到尿中的尿酸也會減少，藉此就能夠預防結石。通常，尿酸合成抑制劑只會使用別嘌呤醇而不會使用其他的種類。

別嘌呤醇

不光是體內過剩生產尿酸的人，腎功能減退或併發腎結石、尿路結石，以及使用尿酸排泄促進劑但尿酸降低作用不足的人，都可以使用別嘌呤醇。

使用別嘌呤醇的情況

- 高度的尿酸生產過剩型
- 腎功能降低時
- 併發腎結石、尿路結石時
- 無法使用尿酸排泄促進劑時
- 因為疾病的原因而引起二次性高尿酸血症

不過，腎功能減退的人如果大量使用，會由於體內蓄積藥劑而提升引起副作用的頻率，所以，要斟酌藥量來使用。一天服用一～二次。雖然長期服用也幾乎不會產生副作用，但是，偶爾會出現輕度的肝障礙或藥疹、胃腸障礙、骨髓障礙等。因為是抑制代謝的藥物，所以，要遵從醫師的指示來服用。

另外，精神神經用藥氯丙嗪（Chlorpromazine）以及免疫抑制劑硫唑嘌呤（Azathioprine），還有治療白血病的藥劑6MP、抗凝固劑華法令（Warfarin）等的效果都會延長，所以，併用這些藥物之前，要先和醫師商量。

❗開始服用藥物後也可能會出現痛風發作

在服用尿酸排泄促進劑或尿酸生產抑制劑的初期，很容易引起痛風發作。痛風發作會因為尿酸值的大幅變動而出現，所以血中尿酸濃度驟然下降的變動，會成為痛風發作的關鍵。開始治療的半年內，可能會出現發作現象。為了減少尿酸值的變動，要盡量在正確的時間內按時服藥。

! 要記住使用藥物的名稱

有時高尿酸血症的治療藥不能夠和其他的藥物一併使用。因為罹患其他的疾病而接受醫師的診斷時，一定要告訴醫師目前自己所使用的藥物名稱。最好記住藥物的一般名稱而不是商品名稱。出差或旅行而需要藥物時，只要知道藥物的一般名稱，醫師就可以開給你具有相同作用的藥物。

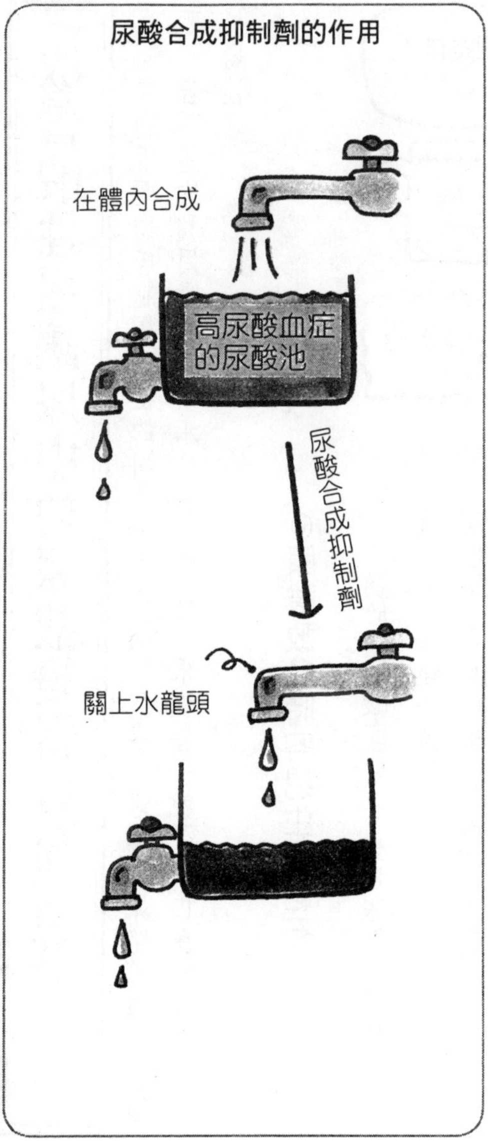

改善酸性尿讓尿中的尿酸變得容易溶解

在利用藥物控制尿酸值的同時，進行讓尿酸容易溶解的尿路管理也很重要。若不能夠利用攝取較多水分的食物療法來改善，就要藉由藥劑使尿傾向於鹼性。

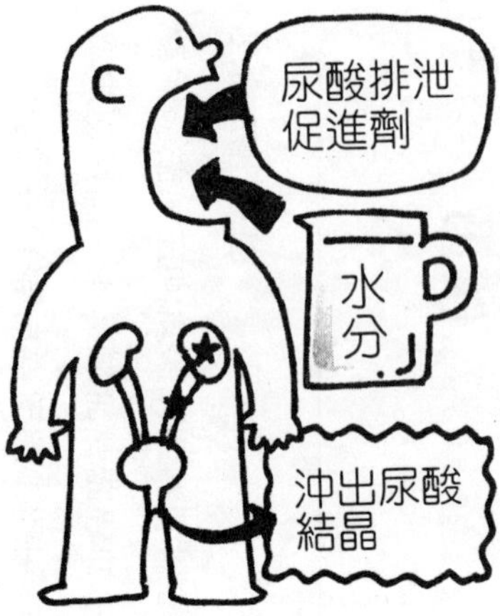

尿酸量較多時也容易生成結晶，形成結石

⊛尿酸較多時容易生成結石

關於高尿酸血症，不光是尿酸生產過剩型，就算是尿酸排泄降低型的人，在服用尿酸排泄促進劑時，排泄到尿中的尿酸會增加。

高尿酸血症的人，其尿大都屬於酸性且尿酸量較多，因此，尿酸無法在尿中溶解而容易生成結晶，成為尿路結石或腎障礙的原因。所以，在降低尿酸值的同時，也必須要進行讓尿酸容易溶於尿中的尿路管理。

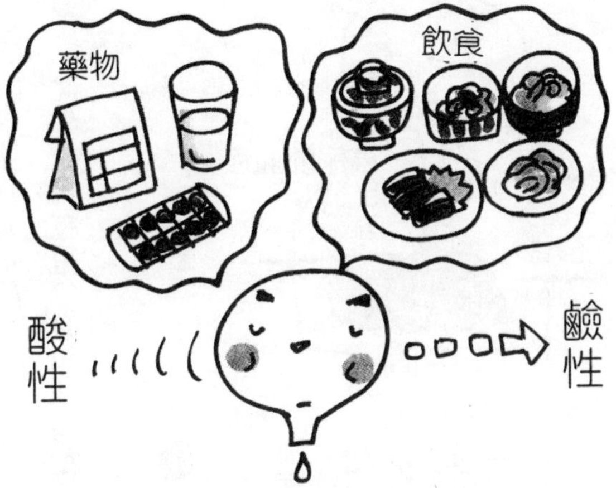

要採用讓尿變成傾向於鹼性的食物療法與藥物療法

要使尿酸容易被溶解，最簡單的方法就是要攝取大量的水分，增加尿量。攝取較多的水分，具有沖出尿酸結晶的作用，同時也能夠使腎臟順暢的排泄尿酸。

⊛利用藥物治療使尿變成鹼性

第二種方法就是保持尿的鹼性。尿酸原本就是很難溶解的物質，而在酸性的溶液中就更難溶解了。

相反的，在鹼性的溶液中較容易溶解。高尿酸血症的人，其尿大都屬於酸性，因此要改善酸性尿，使其變成鹼性，這樣就能夠提高尿酸的溶解度了。

要讓尿傾向於鹼性，首先要進行食物療法（參見一五二頁）。如果仍然無法改善的話，就要併行藥物療法。

改善酸性尿所使用的物質是重碳酸鈉或檸檬酸製劑（烏拉里德U）。但是，重碳酸鈉中含有大量的鈉，所以，心臟病或高血壓患者不宜使用。

此外，烏拉里德U中含有鉀，所以，腎臟不好的人在使用時需要注意。

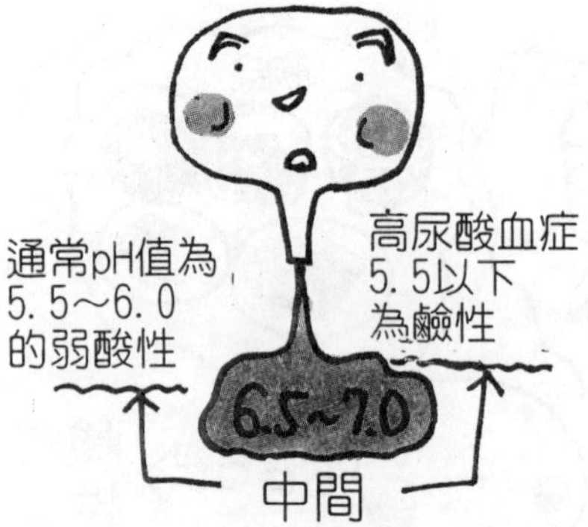

pH值介於酸性與鹼性之間比較適當

一般人的尿其pH值為五・五～六・〇的弱酸性。高尿酸血症患者大都為五・五以下的酸性尿。雖說最好傾向於鹼性，但是，如果變成七・〇以上，則鈣很難溶解掉，容易生成鈣結石。因此，高尿酸血症患者最好保持六・五～七・〇，亦即酸鹼值介於酸性與鹼性之間較為妥當。

COLUMN

不要孤軍奮鬥，大家共同努力

痛風必須要持續一生進行治療，因此，要對痛風擁有正確的知識，接受適當的治療很重要。此外，擁有對於共同問題一起解決的環境，也是精神上的一大支柱。

為了讓患者與醫師之間擁有密切的溝通管道，因此成立了以下的團體。

●痛風之友會

由對於痛風的研究貢獻極大的御巫清允博士所提倡，於一九六九年成立。目的是為了讓患者本身對於痛風擁有正確的知識，以及了解正確的治療方法，同時探討相關的健康問題，會員之間和樂相處，並對於一般大眾進行研究。直到一九九四年為止，在全國約有四千名會員。

一年召開一次大會，由顧問醫師進行痛風入門講座，或由專科醫師進行痛風和相關疾病的演講。在東京一年舉行五次，而在其他的地區，則以專科醫師為主，一年舉行三～四次的演講會，致力於痛風治療的推廣。

此外，每個月發行「痛風」雜誌。內容包括痛風的入門講座、回答會員的問題以及演講會的詳細內容。同時，進行痛風治療的諮詢，並介紹各地區的專科醫師與專門醫院等。

●財團法人　痛風研究會

得到厚生勞動大臣許可而成立的研究財團，和「痛風之友會」共同舉辦演講會，或投稿到「痛風之友會」的雜誌，同時發行會報、宣傳手冊等。此外，也以痛風和嘌呤代謝為主題，對於團體或個人進行研究支援。而且，以一縣設立一個專門醫院為目標，希望能夠設置痛風的專門診所，努力在全國建設設備完善的專門醫療機構，培養專科醫師，同時支援痛風研究的國際會議等，進行國內外研究者的交流活動等。

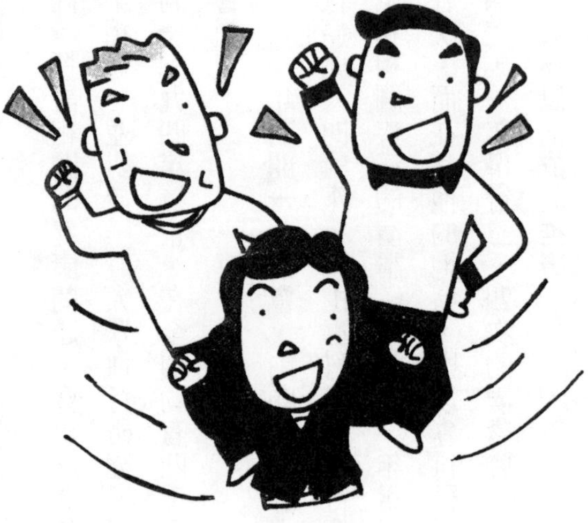

●作者介紹

細谷　龍男

1979年畢業於東京慈惠會醫科大學研究所醫學研究科。曾任該大學第2內科講師、內科講座第2副教授，從1997年開始，擔任該講座教授。為日本腎臟學會、日本風濕學會評議員、日本痛風・核酸代謝學會理事、財團法人痛風研究會理事等。著書包括『名醫的醫書系列第六卷　痛風——抑制疼痛與尿酸』。

奈良　昌治

足利紅十字醫院院長。從1991年開始擔任現職。為日本身體檢查學會理事長、慶應義塾大學醫學部內科客座教授，兼任日本醫院公會副會長等。是厚生勞動省健康評估檢討委員會主席，同時也負責編纂本書的基礎『健康評估手冊』。

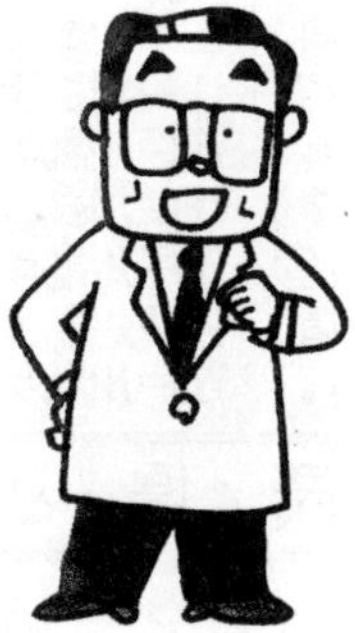

大展出版社有限公司
品冠文化出版社

圖書目錄

地址：台北市北投區(石牌)
　　　致遠一路二段 12 巷 1 號

電話：(02) 28236031
　　　　　 28236033
　　　　　 28233123

郵撥：01669551＜大展＞
　　　19346241＜品冠＞

傳真：(02) 28272069

·少 年 偵 探·品冠編號 66

1.	怪盜二十面相	（精）	江戶川亂步著	特價 189 元
2.	少年偵探團	（精）	江戶川亂步著	特價 189 元
3.	妖怪博士	（精）	江戶川亂步著	特價 189 元
4.	大金塊	（精）	江戶川亂步著	特價 230 元
5.	青銅魔人	（精）	江戶川亂步著	特價 230 元
6.	地底魔術王	（精）	江戶川亂步著	特價 230 元
7.	透明怪人	（精）	江戶川亂步著	特價 230 元
8.	怪人四十面相	（精）	江戶川亂步著	特價 230 元
9.	宇宙怪人	（精）	江戶川亂步著	特價 230 元
10.	恐怖的鐵塔王國	（精）	江戶川亂步著	特價 230 元
11.	灰色巨人	（精）	江戶川亂步著	特價 230 元
12.	海底魔術師	（精）	江戶川亂步著	特價 230 元
13.	黃金豹	（精）	江戶川亂步著	特價 230 元
14.	魔法博士	（精）	江戶川亂步著	特價 230 元
15.	馬戲怪人	（精）	江戶川亂步著	特價 230 元
16.	魔人銅鑼	（精）	江戶川亂步著	特價 230 元
17.	魔法人偶	（精）	江戶川亂步著	特價 230 元
18.	奇面城的秘密	（精）	江戶川亂步著	特價 230 元
19.	夜光人	（精）	江戶川亂步著	特價 230 元
20.	塔上的魔術師	（精）	江戶川亂步著	特價 230 元
21.	鐵人Q	（精）	江戶川亂步著	特價 230 元
22.	假面恐怖王	（精）	江戶川亂步著	特價 230 元
23.	電人M	（精）	江戶川亂步著	特價 230 元
24.	二十面相的詛咒	（精）	江戶川亂步著	特價 230 元
25.	飛天二十面相	（精）	江戶川亂步著	特價 230 元
26.	黃金怪獸	（精）	江戶川亂步著	特價 230 元

·生 活 廣 場·品冠編號 61

1.	366 天誕生星	李芳黛譯	280 元
2.	366 天誕生花與誕生石	李芳黛譯	280 元
3.	科學命相	淺野八郎著	220 元

4.	已知的他界科學	陳蒼杰譯	220 元
5.	開拓未來的他界科學	陳蒼杰譯	220 元
6.	世紀末變態心理犯罪檔案	沈永嘉譯	240 元
7.	366 天開運年鑑	林廷宇編著	230 元
8.	色彩學與你	野村順一著	230 元
9.	科學手相	淺野八郎著	230 元
10.	你也能成為戀愛高手	柯富陽編著	220 元
11.	血型與十二星座	許淑瑛編著	230 元
12.	動物測驗—人性現形	淺野八郎著	200 元
13.	愛情、幸福完全自測	淺野八郎著	200 元
14.	輕鬆攻佔女性	趙奕世編著	230 元
15.	解讀命運密碼	郭宗德著	200 元
16.	由客家了解亞洲	高木桂藏著	220 元

・女醫師系列・品冠編號 62

1.	子宮內膜症	國府田清子著	200 元
2.	子宮肌瘤	黑島淳子著	200 元
3.	上班女性的壓力症候群	池下育子著	200 元
4.	漏尿、尿失禁	中田真木著	200 元
5.	高齡生產	大鷹美子著	200 元
6.	子宮癌	上坊敏子著	200 元
7.	避孕	早乙女智子著	200 元
8.	不孕症	中村春根著	200 元
9.	生理痛與生理不順	堀口雅子著	200 元
10.	更年期	野末悅子著	200 元

・傳統民俗療法・品冠編號 63

1.	神奇刀療法	潘文雄著	200 元
2.	神奇拍打療法	安在峰著	200 元
3.	神奇拔罐療法	安在峰著	200 元
4.	神奇艾灸療法	安在峰著	200 元
5.	神奇貼敷療法	安在峰著	200 元
6.	神奇薰洗療法	安在峰著	200 元
7.	神奇耳穴療法	安在峰著	200 元
8.	神奇指針療法	安在峰著	200 元
9.	神奇藥酒療法	安在峰著	200 元
10.	神奇藥茶療法	安在峰著	200 元
11.	神奇推拿療法	張貴荷著	200 元
12.	神奇止痛療法	漆 浩 著	200 元

・常見病藥膳調養叢書・品冠編號 631

1.	脂肪肝四季飲食	蕭守貴著	200 元
2.	高血壓四季飲食	秦玖剛著	200 元
3.	慢性腎炎四季飲食	魏從強著	200 元
4.	高脂血症四季飲食	薛輝著	200 元
5.	慢性胃炎四季飲食	馬秉祥著	200 元
6.	糖尿病四季飲食	王耀獻著	200 元
7.	癌症四季飲食	李忠著	200 元

・彩色圖解保健・品冠編號 64

1.	瘦身	主婦之友社	300 元
2.	腰痛	主婦之友社	300 元
3.	肩膀痠痛	主婦之友社	300 元
4.	腰、膝、腳的疼痛	主婦之友社	300 元
5.	壓力、精神疲勞	主婦之友社	300 元
6.	眼睛疲勞、視力減退	主婦之友社	300 元

・心 想 事 成・品冠編號 65

1.	魔法愛情點心	結城莫拉著	120 元
2.	可愛手工飾品	結城莫拉著	120 元
3.	可愛打扮 & 髮型	結城莫拉著	120 元
4.	撲克牌算命	結城莫拉著	120 元

・熱 門 新 知・品冠編號 67

1.	圖解基因與 DNA	（精）	中原英臣 主編	230 元
2.	圖解人體的神奇	（精）	米山公啟 主編	230 元
3.	圖解腦與心的構造	（精）	永田和哉 主編	230 元
4.	圖解科學的神奇	（精）	鳥海光弘 主編	230 元
5.	圖解數學的神奇	（精）	柳 谷 晃 著	250 元
6.	圖解基因操作	（精）	海老原充 主編	230 元
7.	圖解後基因組	（精）	才園哲人 著	230 元

・法律專欄連載・大展編號 58

台大法學院　法律學系／策劃
法律服務社／編著

1.	別讓您的權利睡著了(1)	200 元
2.	別讓您的權利睡著了(2)	200 元

・武 術 特 輯・大展編號 10

1.	陳式太極拳入門	馮志強編著	180 元

2.	武式太極拳	郝少如編著	200 元
3.	練功十八法入門	蕭京凌編著	120 元
4.	教門長拳	蕭京凌編著	150 元
5.	跆拳道	蕭京凌編譯	180 元
6.	正傳合氣道	程曉鈴譯	200 元
~~7.~~	~~圖解雙節棍~~	~~陳銘遠著~~	~~150 元~~
8.	格鬥空手道	鄭旭旭編著	200 元
9.	實用跆拳道	陳國榮編著	200 元
10.	武術初學指南	李文英、解守德編著	250 元
11.	泰國拳	陳國榮著	180 元
12.	中國式摔跤	黃　斌編著	180 元
13.	太極劍入門	李德印編著	180 元
14.	太極拳運動	運動司編	250 元
15.	太極拳譜	清・王宗岳等著	280 元
16.	散手初學	冷　峰編著	200 元
17.	南拳	朱瑞琪編著	180 元
18.	吳式太極劍	王培生著	200 元
19.	太極拳健身與技擊	王培生著	250 元
20.	秘傳武當八卦掌	狄兆龍著	250 元
21.	太極拳論譚	沈　壽著	250 元
22.	陳式太極拳技擊法	馬　虹著	250 元
23.	二十四式 三十二式 太極 拳 劍	闞桂香著	180 元
24.	楊式秘傳 129 式太極長拳	張楚全著	280 元
25.	楊式太極拳架詳解	林炳堯著	280 元
26.	華佗五禽劍	劉時榮著	180 元
27.	太極拳基礎講座：基本功與簡化 24 式	李德印著	250 元
28.	武式太極拳精華	薛乃印著	200 元
29.	陳式太極拳拳理闡微	馬　虹著	350 元
30.	陳式太極拳體用全書	馬　虹著	400 元
31.	張三豐太極拳	陳占奎著	200 元
32.	中國太極推手	張　山主編	300 元
33.	48 式太極拳入門	門惠豐編著	220 元
34.	太極拳奇人奇功	嚴翰秀編著	250 元
35.	心意門秘籍	李新民編著	220 元
36.	三才門乾坤戊己功	王培生編著	220 元
37.	武式太極劍精華 +VCD	薛乃印編著	350 元
38.	楊式太極拳	傅鐘文演述	200 元
39.	陳式太極拳、劍 36 式	闞桂香編著	250 元
40.	正宗武式太極拳	薛乃印著	220 元
41.	杜元化＜太極拳正宗＞考析	王海洲等著	300 元
42.	＜珍貴版＞陳式太極拳	沈家楨著	280 元
43.	24 式太極拳＋VCD	中國國家體育總局著	350 元
44.	太極推手絕技	安在峰編著	250 元
45.	孫祿堂武學錄	孫祿堂著	300 元

46.	<珍貴本>陳式太極拳精選	馮志強著	280 元
47.	武當趙保太極拳小架	鄭悟清傳授	250 元
48.	太極拳習練知識問答	邱丕相主編	220 元
49.	八法拳 八法槍	武世俊著	220 元
50.	地趟拳＋VCD	張憲政著	350 元
51.	四十八式太極拳＋VCD	楊 靜演示	400 元
52.	三十二式太極劍＋VCD	楊 靜演示	350 元
53.	隨曲就伸 中國太極拳名家對話錄	余功保著	300 元
54.	陳式太極拳五動八法十三勢	闞桂香著	200 元

・彩色圖解太極武術・大展編號 102

1.	太極功夫扇	李德印編著	220 元
2.	武當太極劍	李德印編著	220 元
3.	楊式太極劍	李德印編著	220 元
4.	楊式太極刀	王志遠著	220 元
5.	二十四式太極拳（楊式）＋VCD	李德印編著	350 元
6.	三十二式太極劍（楊式）＋VCD	李德印編著	350 元
7.	四十二式太極劍＋VCD	李德印編著	
8.	四十二式太極拳＋VCD	李德印編著	

・國際武術競賽套路・大展編號 103

1.	長拳	李巧玲執筆	220 元
2.	劍術	程慧琨執筆	220 元
3.	刀術	劉同為執筆	220 元
4.	槍術	張躍寧執筆	220 元
5.	棍術	殷玉柱執筆	220 元

・簡化太極拳・大展編號 104

1.	陳式太極拳十三式	陳正雷編著	200 元
2.	楊式太極拳十三式	楊振鐸編著	200 元
3.	吳式太極拳十三式	李秉慈編著	200 元
4.	武式太極拳十三式	喬松茂編著	200 元
5.	孫式太極拳十三式	孫劍雲編著	200 元
6.	趙堡式太極拳十三式	王海洲編著	200 元

・中國當代太極拳名家名著・大展編號 106

1.	太極拳規範教程	李德印著	550 元
2.	吳式太極拳詮真	王培生著	500 元
3.	武式太極拳詮真	喬松茂著	

・名師出高徒・大展編號 111

1.	武術基本功與基本動作	劉玉萍編著	200 元
2.	長拳入門與精進	吳彬等著	220 元
3.	劍術刀術入門與精進	楊柏龍等著	220 元
4.	棍術、槍術入門與精進	邱丕相編著	220 元
5.	南拳入門與精進	朱瑞琪編著	220 元
6.	散手入門與精進	張山等著	220 元
7.	太極拳入門與精進	李德印編著	280 元
8.	太極推手入門與精進	田金龍編著	220 元

・實用武術技擊・大展編號 112

1.	實用自衛拳法	溫佐惠著	250 元
2.	搏擊術精選	陳清山等著	220 元
3.	秘傳防身絕技	程崑彬著	230 元
4.	振藩截拳道入門	陳琦平著	220 元
5.	實用擒拿法	韓建中著	220 元
6.	擒拿反擒拿 88 法	韓建中著	250 元
7.	武當秘門技擊術入門篇	高翔著	250 元
8.	武當秘門技擊術絕技篇	高翔著	250 元

・中國武術規定套路・大展編號 113

1.	螳螂拳	中國武術系列	300 元
2.	劈掛拳	規定套路編寫組	300 元
3.	八極拳	國家體育總局	250 元

・中華傳統武術・大展編號 114

1.	中華古今兵械圖考	裴錫榮主編	280 元
2.	武當劍	陳湘陵編著	200 元
3.	梁派八卦掌（老八掌）	李子鳴遺著	220 元
4.	少林 72 藝與武當 36 功	裴錫榮主編	230 元
5.	三十六把擒拿	佐藤金兵衛主編	200 元
6.	武當太極拳與盤手 20 法	裴錫榮主編	220 元

・少 林 功 夫・大展編號 115

1.	少林打擂秘訣	德虔、素法編著	300 元
2.	少林三大名拳 炮拳、大洪拳、六合拳	門惠豐等著	200 元
3.	少林三絕 氣功、點穴、擒拿	德虔編著	300 元
4.	少林怪兵器秘傳	素法等著	250 元
5.	少林護身暗器秘傳	素法等著	220 元

6. 少林金剛硬氣功　楊維編著　250 元
7. 少林棍法大全　德虔、素法編著　250 元
8. 少林看家拳　德虔、素法編著　250 元
9. 少林正宗七十二藝　德虔、素法編著　280 元
10. 少林瘋魔棍闡宗　馬德著　250 元

・原地太極拳系列・大展編號 11

1. 原地綜合太極拳 24 式　胡啟賢創編　220 元
2. 原地活步太極拳 42 式　胡啟賢創編　200 元
3. 原地簡化太極拳 24 式　胡啟賢創編　200 元
4. 原地太極拳 12 式　胡啟賢創編　200 元
5. 原地青少年太極拳 22 式　胡啟賢創編　220 元

・道 學 文 化・大展編號 12

1. 道在養生：道教長壽術　郝勤等著　250 元
2. 龍虎丹道：道教內丹術　郝勤著　300 元
3. 天上人間：道教神仙譜系　黃德海著　250 元
4. 步罡踏斗：道教祭禮儀典　張澤洪著　250 元
5. 道醫窺秘：道教醫學康復術　王慶餘等著　250 元
6. 勸善成仙：道教生命倫理　李剛著　250 元
7. 洞天福地：道教宮觀勝境　沙銘壽著　250 元
8. 青詞碧簫：道教文學藝術　楊光文等著　250 元
9. 沈博絕麗：道教格言精粹　朱耕發等著　250 元

・易 學 智 慧・大展編號 122

1. 易學與管理　余敦康主編　250 元
2. 易學與養生　劉長林等著　300 元
3. 易學與美學　劉綱紀等著　300 元
4. 易學與科技　董光壁著　280 元
5. 易學與建築　韓增祿著　280 元
6. 易學源流　鄭萬耕著　280 元
7. 易學的思維　傅雲龍等著　250 元
8. 周易與易圖　李申著　250 元
9. 中國佛教與周易　王仲堯著　350 元
10. 易學與儒學　任俊華著　350 元
11. 易學與道教符號揭秘　詹石窗著　350 元

・神 算 大 師・大展編號 123

1. 劉伯溫神算兵法　應涵編著　280 元
2. 姜太公神算兵法　應涵編著　280 元

3. 鬼谷子神算兵法　應涵編著　280元
4. 諸葛亮神算兵法　應涵編著　280元

・秘傳占卜系列・大展編號14

1. 手相術　淺野八郎著　180元
2. 人相術　淺野八郎著　180元
3. 西洋占星術　淺野八郎著　180元
4. 中國神奇占卜　淺野八郎著　150元
5. 夢判斷　淺野八郎著　150元
6. 前世、來世占卜　淺野八郎著　150元
7. 法國式血型學　淺野八郎著　150元
8. 靈感、符咒學　淺野八郎著　150元
9. 紙牌占卜術　淺野八郎著　150元
10. ESP超能力占卜　淺野八郎著　150元
11. 猶太數的秘術　淺野八郎著　150元
12. 新心理測驗　淺野八郎著　160元
13. 塔羅牌預言秘法　淺野八郎著　200元

・趣味心理講座・大展編號15

1. 性格測驗（1）探索男與女　淺野八郎著　140元
2. 性格測驗（2）透視人心奧秘　淺野八郎著　140元
3. 性格測驗（3）發現陌生的自己　淺野八郎著　140元
4. 性格測驗（4）發現你的真面目　淺野八郎著　140元
5. 性格測驗（5）讓你們吃驚　淺野八郎著　140元
6. 性格測驗（6）洞穿心理盲點　淺野八郎著　140元
7. 性格測驗（7）探索對方心理　淺野八郎著　140元
8. 性格測驗（8）由吃認識自己　淺野八郎著　160元
9. 性格測驗（9）戀愛知多少　淺野八郎著　160元
10. 性格測驗（10）由裝扮瞭解人心　淺野八郎著　160元
11. 性格測驗（11）敲開內心玄機　淺野八郎著　140元
12. 性格測驗（12）透視你的未來　淺野八郎著　160元
13. 血型與你的一生　淺野八郎著　160元
14. 趣味推理遊戲　淺野八郎著　160元
15. 行為語言解析　淺野八郎著　160元

・婦 幼 天 地・大展編號16

1. 八萬人減肥成果　黃靜香譯　180元
2. 三分鐘減肥體操　楊鴻儒譯　150元
3. 窈窕淑女美髮秘訣　柯素娥譯　130元
4. 使妳更迷人　成　玉譯　130元
5. 女性的更年期　官舒妍編譯　160元

6. 胎內育兒法	李玉瓊編譯	150 元
7. 早產兒袋鼠式護理	唐岱蘭譯	200 元
9. 初次育兒 12 個月	婦幼天地編譯組	180 元
10. 斷乳食與幼兒食	婦幼天地編譯組	180 元
11. 培養幼兒能力與性向	婦幼天地編譯組	180 元
12. 培養幼兒創造力的玩具與遊戲	婦幼天地編譯組	180 元
13. 幼兒的症狀與疾病	婦幼天地編譯組	180 元
14. 腿部苗條健美法	婦幼天地編譯組	180 元
15. 女性腰痛別忽視	婦幼天地編譯組	150 元
16. 舒展身心體操術	李玉瓊編譯	130 元
17. 三分鐘臉部體操	趙薇妮著	160 元
18. 生動的笑容表情術	趙薇妮著	160 元
19. 心曠神怡減肥法	川津祐介著	130 元
20. 內衣使妳更美麗	陳玄茹譯	130 元
21. 瑜伽美姿美容	黃靜香編著	180 元
22. 高雅女性裝扮學	陳珮玲譯	180 元
23. 蠶糞肌膚美顏法	梨秀子著	160 元
24. 認識妳的身體	李玉瓊譯	160 元
25. 產後恢復苗條體態	居理安・芙萊喬著	200 元
26. 正確護髮美容法	山崎伊久江著	180 元
27. 安琪拉美姿養生學	安琪拉蘭斯博瑞著	180 元
28. 女體性醫學剖析	增田豐著	220 元
29. 懷孕與生產剖析	岡部綾子著	180 元
30. 斷奶後的健康育兒	東城百合子著	220 元
31. 引出孩子幹勁的責罵藝術	多湖輝著	170 元
32. 培養孩子獨立的藝術	多湖輝著	170 元
33. 子宮肌瘤與卵巢囊腫	陳秀琳編著	180 元
34. 下半身減肥法	納他夏・史達賓著	180 元
35. 女性自然美容法	吳雅菁編著	180 元
36. 再也不發胖	池園悅太郎著	170 元
37. 生男生女控制術	中垣勝裕著	220 元
38. 使妳的肌膚更亮麗	楊　皓編著	170 元
39. 臉部輪廓變美	芝崎義夫著	180 元
40. 斑點、皺紋自己治療	高須克彌著	180 元
41. 面皰自己治療	伊藤雄康著	180 元
42. 隨心所欲瘦身冥想法	原久子著	180 元
43. 胎兒革命	鈴木丈織著	180 元
44. NS 磁氣平衡法塑造窈窕奇蹟	古屋和江著	180 元
45. 享瘦從腳開始	山田陽子著	180 元
46. 小改變瘦 4 公斤	宮本裕子著	180 元
47. 軟管減肥瘦身	高橋輝男著	180 元
48. 海藻精神秘美容法	劉名揚編著	180 元
49. 肌膚保養與脫毛	鈴木真理著	180 元
50. 10 天減肥 3 公斤	彤雲編輯組	180 元

51. 穿出自己的品味　西村玲子著　280 元
52. 小孩髮型設計　李芳黛譯　250 元

・青春天地・大展編號 17

1. A 血型與星座　柯素娥編譯　160 元
2. B 血型與星座　柯素娥編譯　160 元
3. 0 血型與星座　柯素娥編譯　160 元
4. AB 血型與星座　柯素娥編譯　120 元
5. 青春期性教室　呂貴嵐編譯　130 元
9. 小論文寫作秘訣　林顯茂編譯　120 元
11. 中學生野外遊戲　熊谷康編著　120 元
12. 恐怖極短篇　柯素娥編譯　130 元
13. 恐怖夜話　小毛驢編譯　130 元
14. 恐怖幽默短篇　小毛驢編譯　120 元
15. 黑色幽默短篇　小毛驢編譯　120 元
16. 靈異怪談　小毛驢編譯　130 元
17. 錯覺遊戲　小毛驢編著　130 元
18. 整人遊戲　小毛驢編著　150 元
19. 有趣的超常識　柯素娥編譯　130 元
20. 哦！原來如此　林慶旺編譯　130 元
21. 趣味競賽 100 種　劉名揚編譯　120 元
22. 數學謎題入門　宋釗宜編譯　150 元
23. 數學謎題解析　宋釗宜編譯　150 元
24. 透視男女心理　林慶旺編譯　120 元
25. 少女情懷的自白　李桂蘭編譯　120 元
26. 由兄弟姊妹看命運　李玉瓊編譯　130 元
27. 趣味的科學魔術　林慶旺編譯　150 元
28. 趣味的心理實驗室　李燕玲編譯　150 元
29. 愛與性心理測驗　小毛驢編譯　130 元
30. 刑案推理解謎　小毛驢編譯　180 元
31. 偵探常識推理　小毛驢編譯　180 元
32. 偵探常識解謎　小毛驢編譯　130 元
33. 偵探推理遊戲　小毛驢編譯　180 元
34. 趣味的超魔術　廖玉山編著　150 元
35. 趣味的珍奇發明　柯素娥編著　150 元
36. 登山用具與技巧　陳瑞菊編著　150 元
37. 性的漫談　蘇燕謀編著　180 元
38. 無的漫談　蘇燕謀編著　180 元
39. 黑色漫談　蘇燕謀編著　180 元
40. 白色漫談　蘇燕謀編著　180 元

・健康天地・大展編號 18

1.	壓力的預防與治療	柯素娥編譯	130元
2.	超科學氣的魔力	柯素娥編譯	130元
3.	尿療法治病的神奇	中尾良一著	130元
4.	鐵證如山的尿療法奇蹟	廖玉山譯	120元
5.	一日斷食健康法	葉慈容編譯	150元
6.	胃部強健法	陳炳崑譯	120元
7.	癌症早期檢查法	廖松濤譯	160元
8.	老人痴呆症防止法	柯素娥編譯	170元
9.	松葉汁健康飲料	陳麗芬編譯	150元
10.	揉肚臍健康法	永井秋夫著	150元
11.	過勞死、猝死的預防	卓秀貞編譯	130元
12.	高血壓治療與飲食	藤山順豐著	180元
13.	老人看護指南	柯素娥編譯	150元
14.	美容外科淺談	楊啟宏著	150元
15.	美容外科新境界	楊啟宏著	150元
16.	鹽是天然的醫生	西英司郎著	140元
17.	年輕十歲不是夢	梁瑞麟譯	200元
18.	茶料理治百病	桑野和民著	180元
20.	杜仲茶養顏減肥法	西田博著	170元
21.	蜂膠驚人療效	瀨長良三郎著	180元
22.	蜂膠治百病	瀨長良三郎著	180元
23.	醫藥與生活	鄭炳全著	180元
24.	鈣長生寶典	落合敏著	180元
25.	大蒜長生寶典	木下繁太郎著	160元
26.	居家自我健康檢查	石川恭三著	160元
27.	永恆的健康人生	李秀鈴譯	200元
28.	大豆卵磷脂長生寶典	劉雪卿譯	150元
29.	芳香療法	梁艾琳譯	160元
30.	醋長生寶典	柯素娥譯	180元
31.	從星座透視健康	席拉・吉蒂斯著	180元
32.	愉悅自在保健學	野本二士夫著	160元
33.	裸睡健康法	丸山淳士等著	160元
35.	維他命長生寶典	菅原明子著	180元
36.	維他命C新效果	鐘文訓編	150元
37.	手、腳病理按摩	堤芳朗著	160元
38.	AIDS瞭解與預防	彼得塔歇爾著	180元
39.	甲殼質殼聚糖健康法	沈永嘉譯	160元
40.	神經痛預防與治療	木下真男著	160元
41.	室內身體鍛鍊法	陳炳崑編著	160元
42.	吃出健康藥膳	劉大器編著	180元
43.	自我指壓術	蘇燕謀編著	160元
44.	紅蘿蔔汁斷食療法	李玉瓊編著	150元
45.	洗心術健康秘法	竺翠萍編譯	170元
46.	枇杷葉健康療法	柯素娥編譯	180元

47. 抗衰血癒	楊啟宏著	180 元
48. 與癌搏鬥記	逸見政孝著	180 元
49. 冬蟲夏草長生寶典	高橋義博著	170 元
50. 痔瘡・大腸疾病先端療法	宮島伸宜著	180 元
51. 膠布治癒頑固慢性病	加瀨建造著	180 元
52. 芝麻神奇健康法	小林貞作著	170 元
53. 香煙能防止癡呆？	高田明和著	180 元
54. 穀菜食治癌療法	佐藤成志著	180 元
55. 貼藥健康法	松原英多著	180 元
56. 克服癌症調和道呼吸法	帶津良一著	180 元
57. B 型肝炎預防與治療	野村喜重郎著	180 元
58. 青春永駐養生導引術	早島正雄著	180 元
59. 改變呼吸法創造健康	原久子著	180 元
60. 荷爾蒙平衡養生秘訣	出村博著	180 元
61. 水美肌健康法	井戶勝富著	170 元
62. 認識食物掌握健康	廖梅珠編著	170 元
63. 痛風劇痛消除法	鈴木吉彥著	180 元
64. 酸莖菌驚人療效	上田明彥著	180 元
65. 大豆卵磷脂治現代病	神津健一著	200 元
66. 時辰療法─危險時刻凌晨 4 時	呂建強等著	180 元
67. 自然治癒力提升法	帶津良一著	180 元
68. 巧妙的氣保健法	藤平墨子著	180 元
69. 治癒 C 型肝炎	熊田博光著	180 元
70. 肝臟病預防與治療	劉名揚編著	180 元
71. 腰痛平衡療法	荒井政信著	180 元
72. 根治多汗症、狐臭	稻葉益巳著	220 元
73. 40 歲以後的骨質疏鬆症	沈永嘉譯	180 元
74. 認識中藥	松下一成著	180 元
75. 認識氣的科學	佐佐木茂美著	180 元
76. 我戰勝了癌症	安田伸著	180 元
77. 斑點是身心的危險信號	中野進著	180 元
78. 艾波拉病毒大震撼	玉川重德著	180 元
79. 重新還我黑髮	桑名隆一郎著	180 元
80. 身體節律與健康	林博史著	180 元
81. 生薑治萬病	石原結實著	180 元
83. 木炭驚人的威力	大槻彰著	200 元
84. 認識活性氧	井土貴司著	180 元
85. 深海鮫治百病	廖玉山編著	180 元
86. 神奇的蜂王乳	井上丹治著	180 元
87. 卡拉 OK 健腦法	東潔著	180 元
88. 卡拉 OK 健康法	福田伴男著	180 元
89. 醫藥與生活	鄭炳全著	200 元
90. 洋蔥治百病	宮尾興平著	180 元
91. 年輕 10 歲快步健康法	石塚忠雄著	180 元

92. 石榴的驚人神效　岡本順子著　180 元
93. 飲料健康法　白鳥早奈英著　180 元
94. 健康棒體操　劉名揚編譯　180 元
95. 催眠健康法　蕭京凌編著　180 元
96. 鬱金（美王）治百病　水野修一著　180 元
97. 醫藥與生活　鄭炳全著　200 元

・實用女性學講座・大展編號 19

1. 解讀女性內心世界　島田一男著　150 元
2. 塑造成熟的女性　島田一男著　150 元
3. 女性整體裝扮學　黃靜香編著　180 元
4. 女性應對禮儀　黃靜香編著　180 元
5. 女性婚前必修　小野十傳著　200 元
6. 徹底瞭解女人　田口二州著　180 元
7. 拆穿女性謊言 88 招　島田一男著　200 元
8. 解讀女人心　島田一男著　200 元
9. 俘獲女性絕招　志賀貢著　200 元
10. 愛情的壓力解套　中村理英子著　200 元
11. 妳是人見人愛的女孩　廖松濤編著　200 元

・校 園 系 列・大展編號 20

1. 讀書集中術　多湖輝著　180 元
2. 應考的訣竅　多湖輝著　150 元
3. 輕鬆讀書贏得聯考　多湖輝著　180 元
4. 讀書記憶秘訣　多湖輝著　180 元
5. 視力恢復！超速讀術　江錦雲譯　180 元
6. 讀書 36 計　黃柏松編著　180 元
7. 驚人的速讀術　鐘文訓編著　170 元
8. 學生課業輔導良方　多湖輝著　180 元
9. 超速讀超記憶法　廖松濤編著　180 元
10. 速算解題技巧　宋釗宜編著　200 元
11. 看圖學英文　陳炳崑編著　200 元
12. 讓孩子最喜歡數學　沈永嘉譯　180 元
13. 催眠記憶術　林碧清譯　180 元
14. 催眠速讀術　林碧清譯　180 元
15. 數學式思考學習法　劉淑錦譯　200 元
16. 考試憑要領　劉孝暉著　180 元
17. 事半功倍讀書法　王毅希著　200 元
18. 超金榜題名術　陳蒼杰譯　200 元
19. 靈活記憶術　林耀慶編著　180 元
20. 數學增強要領　江修楨編著　180 元
21. 使頭腦靈活的數學　逢澤明著　200 元

22. 難解數學破題　宋釗宜著　200元

・實用心理學講座・大展編號21

1. 拆穿欺騙伎倆　多湖輝著　140元
2. 創造好構想　多湖輝著　140元
3. 面對面心理術　多湖輝著　160元
4. 偽裝心理術　多湖輝著　140元
5. 透視人性弱點　多湖輝著　180元
6. 自我表現術　多湖輝著　180元
7. 不可思議的人性心理　多湖輝著　180元
8. 催眠術入門　多湖輝著　150元
9. 責罵部屬的藝術　多湖輝著　150元
10. 精神力　多湖輝著　150元
11. 厚黑說服術　多湖輝著　150元
12. 集中力　多湖輝著　150元
13. 構想力　多湖輝著　150元
14. 深層心理術　多湖輝著　160元
15. 深層語言術　多湖輝著　160元
16. 深層說服術　多湖輝著　180元
17. 掌握潛在心理　多湖輝著　160元
18. 洞悉心理陷阱　多湖輝著　180元
19. 解讀金錢心理　多湖輝著　180元
20. 拆穿語言圈套　多湖輝著　180元
21. 語言的內心玄機　多湖輝著　180元
22. 積極力　多湖輝著　180元

・超現實心靈講座・大展編號22

1. 超意識覺醒法　詹蔚芬編譯　130元
2. 護摩秘法與人生　劉名揚編譯　130元
3. 秘法！超級仙術入門　陸明譯　150元
4. 給地球人的訊息　柯素娥編著　150元
5. 密教的神通力　劉名揚編著　130元
6. 神秘奇妙的世界　平川陽一著　200元
7. 地球文明的超革命　吳秋嬌譯　200元
8. 力量石的秘密　吳秋嬌譯　180元
9. 超能力的靈異世界　馬小莉譯　200元
10. 逃離地球毀滅的命運　吳秋嬌譯　200元
11. 宇宙與地球終結之謎　南山宏著　200元
12. 驚世奇功揭秘　傅起鳳著　200元
13. 啟發身心潛力心象訓練法　栗田昌裕著　180元
14. 仙道術遁甲法　高藤聰一郎著　220元
15. 神通力的秘密　中岡俊哉著　180元

國家圖書館出版品預行編目資料

尿酸值健康診療／細谷龍男、奈良昌治著；劉珮伶譯
－初版－臺北市，大展，民 93
面；21 公分－（健康加油站；9）
譯自：尿酸値が高めですよと言われた人の本
ISBN 957-468-320-6（平裝）
1.痛風
415.276　　93010309

KENSHIN DE NYOUSANCHI GA TAKAME DESUYO TO IWARETA HITO NO HON

Originally published in Japan in 2001 by HOUKEN Co., Ltd.
Chinese translation rights arranged through TOHAN CORPORATION, TOKYO.,
and Keio Cultural Enterprise Co., LTD.

版權仲介／京王文化事業有限公司

尿酸值健康診療

ISBN 957-468-320-6

著 作 者／細谷龍男、奈良昌治
譯　　者／劉　珮　伶
發 行 人／蔡　森　明
出 版 者／大展出版社有限公司
社　　址／台北市北投區（石牌）致遠一路 2 段 12 巷 1 號
電　　話／(02) 28236031・28236033・28233123
傳　　真／(02) 28272069
郵政劃撥／01669551
網　　址／www.dah-jaan.com.tw
E-mail／service@dah-jaan.com.tw
登 記 證／局版臺業字第 2171 號
承 印 者／高星印刷品行
裝　　訂／協億印製廠股份有限公司
排 版 者／千兵企業有限公司
初版1刷／2004 年（民 93 年） 9 月

定　價／200 元